Grigori Grabovoi

Wiederherstellung der Materie des Menschen durch Konzentration auf Zahlen

Teil 2

Das Werk «Wiederherstellung der Materie des Menschen durch Konzentration auf Zahlen» wurde von Grigori Grabovoi im Jahre 2002 geschrieben und zuletzt ergänzt.

Hamburg

2013

Jelezky Publishing, Hamburg
www.jelezky-publishing.eu

1. Auflage
Deutsche Erstausgabe, April 2013

© 2013 der deutschsprachigen Ausgabe
SVET UG, Hamburg (Herausgeber)

Auflage: 2013-1, 14.06.2013

Weitere Informationen zu den Inhalten:
„SVET Zentrum", Hamburg
www.svet-centre.eu

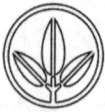

© SVET UG (haftungsbeschränkt), 2013
Die Verwertung der Texte und Bilder, auch auszugsweise, ist ohne Zustimmung des Verlags urheberrechtswidrig und strafbar. Dies gilt auch für Vervielfältigungen, Übersetzungen, Mikroverfilmung und für die Verarbeitung mit elektronischen Systemen.

ISBN: 978-3-943110-76-0   © Грабовой Г.П. 2002

Der Inhalt dieses Buches hat vielen Menschen
geholfen – und wird vielen Menschen helfen.
Das ist die Rückmeldung, die wir erhalten.
Trotzdem möchten wir darauf hinweisen,
dass die von Grigori Grabovoi verwendeten Technologien
mentale Methoden der Ereignissteuerung sind.
Die Methoden basieren auf der individuellen geistigen Entwicklung.

Da es hier um gesundheitsrelevante Themen handelt,
möchten wir ausdrücklich darauf hinweisen,
dass diese Steuerungen keine „Behandlung" im konventionellen Sinne darstellen
und daher eine Behandlung durch Ärzte
nicht einschränken oder ersetzen sollen.

Im Zweifelsfall folgen Sie also den Anweisungen
Ihres behandelnden Arztes,
oder eines sonstigen Mediziners,
oder Apothekers Ihres Vertrauens!
(und erzielen dementsprechend
die konventionellen Ergebnisse)

Jelezky Publishing/SVET Zentrum, Hamburg

EINFÜHRUNG

Bei der Wiederherstellung der Materie des Menschen durch Konzentration auf Zahlen können folgende Methoden verwendet werden:

1) die Zahlenreihe lesen, welche der wiederherzustellenden Materie entspricht, wobei die Zahlen nach der Bezeichnung der Materie stehen;

2) die Zahlenreihe, welche der wiederherzustellenden Materie entspricht, gedanklich aussprechen;

3) auf das Bild oder die Bezeichnung der Materie schauen und die entsprechende Zahlenreihe gedanklich aussprechen;

4) sich vorstellen, dass Sie sich zwischen sehr großen Zahlen der Zahlenreihe befinden, welche der zu wiederherzustellenden Materie entspricht. Es ist erstrebenswert die Zahlen, zwischen welchen Sie sich vorstellen, deutlich wahrzunehmen. Das von diesen Zahlen ausgehende Licht kann Sie erreichen. Die genannten Handlungen gelten für beliebige Zahlenreihen;

5) sich vorstellen, dass Sie die Zahlenreihe von der Höhe aus betrachten;

6) sich die Zahlenreihe in dem Bereich vorstellen, welchen Sie wiederherstellen möchten. Hierzu sollte man sich die Abbildung der Materie zunutze machen, die in diesem Buch /zu /der von Ihnen verwendete/n/ Zahlenreihe dargestellt ist.

7) sich die Zahlenreihe zwischen der Abbildung der Materie und dem in diesem Buch angegebenen Teil ihres Spiegelbildes, vorstellen, welche /zu/ der anzuwendenden Zahlenreihe dargestellt sind;

8) beim Vergleich der Zahlenreihen können Sie einen zur Norm hin steuernden Zusammenhang zwischen verschiedenen Arten der Materie des Menschen feststellen. Man kann die Materie unter Anwendung der Zahlenreihe wiederherstellen, welche für eine andere Art der Materie gilt. In diesem Fall könnte bei der Verwendung der Zahlenreihe der Materie, welche wiederherzustellen ist, eine weitere Zahlenreihe für eine weitere Materie gleichzeitig oder nach einander zunutze gemacht werden. Man kann sich zunächst auf diejenigen Zahlen der Zahlenreihe anderer Materie konzentrieren, welche mit den Zahlen aus der Zahlenreihe wiederherzustellender Materie übereinstimmen. Daraufhin kann die ganze Zahlenreihe anderer Materie verwendet werden, indem gedanklich ein Lichtstrahl von ihr aus zur Zahlenreihe der Materie oder zur wiederherzustellenden Materie selbst hingeführt wird. Bei der Wahrnehmung eines schnellen regenerierenden Effektes können Sie einen weiteren Punkt bzw. Bereich im Organismus festsetzen, mit dessen Hilfe diese wiederherzustellende Materie gebildet wird. Dieser weitere Punkt bzw. Bereich wird sich in diesem Fall in einer anderen Materie befinden. Mit Hilfe der Zahlenreihe dieser Materie wird die von Ihnen zur Wiederherstellung ausgesuchte Materie regeneriert. Es kann viele weitere Punkte bzw. Bereiche geben, mit deren Hilfe die Materie wiederhergestellt werden kann. Der erste Punkt bzw. Bereich für die Bildung ausgewählter Materie befindet sich in dieser Materie.

Nachdem Punkte bzw. Bereiche der mit Hilfe von Zahlenreihen wiederherzustellenden Materie festgesetzt werden, kann die Materie durch Konzentration auf diese Punkte bzw. Bereiche wiederhergestellt werden. Dabei sollte eine geistige Verfassung erzeugt werden, welche der Regenerierung und der Norm ausgesuchter Materie entspricht. Wenn man die genannte Verfassung ins Gedächtnis zurückruft und sich darin versetzt, kann die Materie mittels Geist, welcher in dieser Hinsicht lebensschaffend ist, wiederhergestellt werden. Des Weiteren kann man solche geistige Wirkung auf den ganzen Organismus unter Berücksichtigung äußerer Ereignisse ausweiten und dadurch eine geistige Verfassung erreichen, welcher mit der ewigen Entwicklung im Einklang steht.

In manchen Fällen können je nach Wahrnehmungsausrichtung mehrere Zahlenreihen wiederherzustellender Materie entsprechen.

9) Zur Beschleunigung der Wiederherstellung der Materie des Menschen können die Lücken in Zahlenreihen wie Leerzeichen zwischen den Worten in einem Satz wahrgenommen werden. Dann lässt sich hinter jeder Zahlenkomponente der ganzen Zahlenreihe, die durch ein Leerzeichen abgetrennt ist, ein Wort erkennen, das eine normal funktionierende Materie, für welche diese Zahlenreihe steht, bedeutet. Man kann die Ebene des Schöpfers, auf welcher die der Zahlenreihe entsprechende Materie sowie die Materie des ganzen Organismus aufgebaut werden, wahrnehmen, indem man versucht solch ein Wort wahrzunehmen. Das Licht, das die Materie erschafft, welche einer bestimmten Zahlenreihe entspricht, breitet sich nach den Gesetzen der Optik auf die gesamte Materie des menschlichen Organismus sowie auf das äußere Milieu aus.

Daher ist es verständlich, warum manche Empfindungen und Emotionen als äußere wahrnehmbar sind. Dies ermöglicht es genauer zu erkennen, wo die Handlungen auf der Ebene der Steuerung der Ereignisse auf dem Zusammenwirken der Gewebe unter einander innerhalb des Organismus und wo auf dem Zusammenwirken der Materie mit dem äußeren Milieu beruhen. Diese Art und Weise der exakten Erkennung ermöglicht es, Ereignisse effektiver und unabhängig von jeglichen Umständen bis auf die Ebene des normalen Zustandes der Materie des menschlichen Organismus hin zu steuern. Bei dieser Methode nehmen Sie das Gewebe des Organismus und den Menschen umgebende Ereignisse zugleich wahr, als ob Sie mit physischen Augen das Beschriebene wahrnehmen würden.

Daher können Sie unabhängig von der Situation Entscheidungen darüber treffen, wie in Richtung der ewigen Entwicklung gehandelt werden sollte. In manchen Fällen können Sie physische Handlungen vornehmen, in anderen wiederum eine geistige Handlung für Normalisierung der Ereignisse in Richtung des ewigen Lebens ausführen. Diese Wahrnehmung von Ihnen wird Ihren Geist, Ihre Seele und Ihren physischen Körper bis zu solch einer Ebene hinauf entwickeln, auf welcher die Erschaffung der Materie des Menschen auf geistiger Basis geschieht. Die Ziffern lassen einen in den präzisen geistigen Zustand versetzen, welcher der Norm der Materie des Menschen entspricht. Um die Steuerung zu verstärken, kann man das allgemein bekannte, d.h. im kollektiven Bewusstsein fest verankerte Wissen von Welle-Teilchen- (bzw. Korpuskel-) Dualismus der Materie aus der Physik anwenden, welches besagt, dass jedes Objekt sowohl die Eigenschaften einer Welle als auch die eines materiellen Teilchens besitzt. Indem man sich auf Zahlenreihen konzentriert, werden Lichtwellen erzeugt, welche mit der Norm der Materie im Einklang stehen. Sie erschaffen eine normal funktionierende Materie des Menschen.

Alle in diesem Buch angegebenen Methoden für die Wiederherstellung der Materie des Menschen durch Konzentration auf Zahlen lassen sich zu vorbeugenden bzw. gesundheitsfördernden Zwecken, für Verjüngung, für

Wiederherstellung der Materie und zwar unabhängig davon, welcher Ausgangszustand der Materie bei deren Wiederherstellung zugrunde liegt, anwenden. Bei Anwendung der in der Einführung angegebenen Punkte 1-9 kann folgendes berücksichtigt werden:

1. Zu vorbeugenden Zwecken ist es angebracht bei heilenden Handlungen die gleichzeitige Ausweitung der Wirkung von Zahlenreihen auf die Zukunft einzubeziehen.
2. Bei Verjüngung ist es angebracht sich zunächst auf die Zahlenreihen im Inhaltsverzeichnis der Reihe nach und unter Berücksichtigung der Aufgabe ewiger Entwicklung zu konzentrieren und danach sich auf die Materie zu konzentrieren, welche Sie lokal verjüngen möchten.
3. Bei der Wiederherstellung des Organismus kann man die Konzentrationen auf Zahlen mit verschiedenen, in diesem Buch beschriebenen Methoden nacheinander ausführen. Dabei werden sowohl die Zahlenreihen verwendet, die der wiederherzustellenden Materie entsprechen, als auch die Zahlenreihen des Bereiches, welcher diese Materie einschließt.
4. Wenn die Materie nach dem biologischen Tod wiederhergestellt werden muss, sollte man sich auf Zahlen nacheinander zuerst von links nach rechts und danach umgekehrt konzentrieren.

Der die Materie erschaffende geistige Impuls des Menschen gestattet mehr Möglichkeiten die Materie wiederherzustellen. Bei der Wiederherstellung der menschlichen Materie sollte angestrebt werden, das eigene geistige Niveau bis zu solch einem Zustand zu entwickeln, bei welchem die Materie des Menschen kraft geistiger Handlung erschaffen wird bzw. funktioniert, wobei hier auch biologische und ereignisbezogene Prinzipien eine Rolle spielen. Solche geistige Verfassung bei der Umsetzung von allem, was mit ewiger Entwicklung zu tun hat, muss eine vollständige Wiederherstellung der Materie unabhängig vom Ausgangszustand sowie von jeglichen Umständen sicherstellen.

© Грабовой Г.П. 2002

BLUTBILDUNG UND IMMUNSYSTEM
219 648 317 918

Abb. 1 Organe des Immunsystems 214 317 498 817:

1 – Adenoide 471 219 319 819

2 – Gaumenmandeln 428 641 478 591

3 – Milchbrustgang 514 715 914 815

4 – Unterschlüsselbeinvene 598 317 898 214

5 – Lymphknoten 514 317 219 419

6 – Milz 548 711 918 321

7 – Peyer`sche Plaques 598 721 398 641

8 – Dünndarm 528 317 428 717

9 – rotes Knochenmark 598 492 319 016

10 – lymphatische Gefäße 598 064 571 389

11 – rechter Lymphgang 418 481 499 164

12 – Thymus (Bries) 481 914 319 814

13 – Dickdarm 591 488 898 217

14 – Blinddarm 529 317 899 228

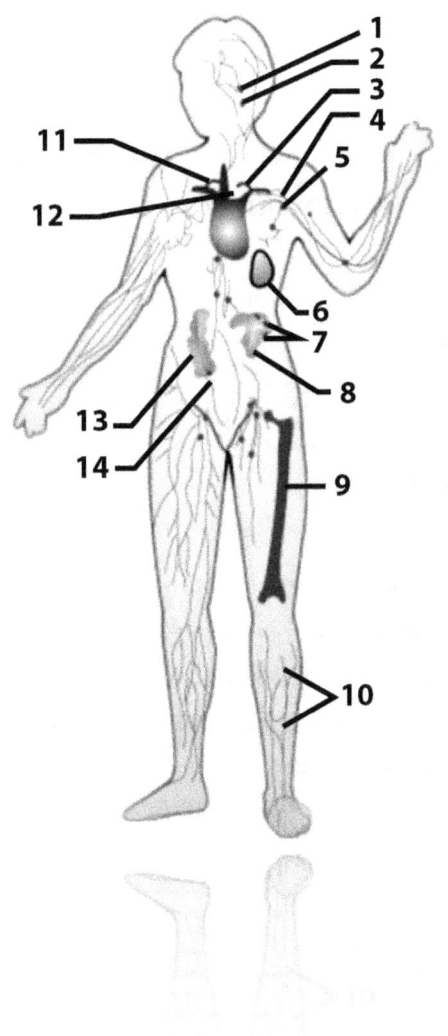

Hauptorgane der Blutbildung und Immunabwehr 416 489 319 641

Abb. 2 Rotes Knochenmark 497 214 218 641:

1 – Stammzelle 451 618 719 481
2 – Thrombozyten 649 317 498 714
3 – Erythrozyt 214 719 319 818
4 – Monozyt 519 671 319 648
5 – Lymphozyt 516 318 948 714
6 – basophiler Granulozyt 319 648 719 814
7 – eosinophiler Granulozyt 549 316 718 491
8 – neutrophiler Granulozyt 467 589 891 648
9 – rotes (blutbildendes) Knochenmark 497 214 218 641
10 – zuführende Arterie 641 849 317 914

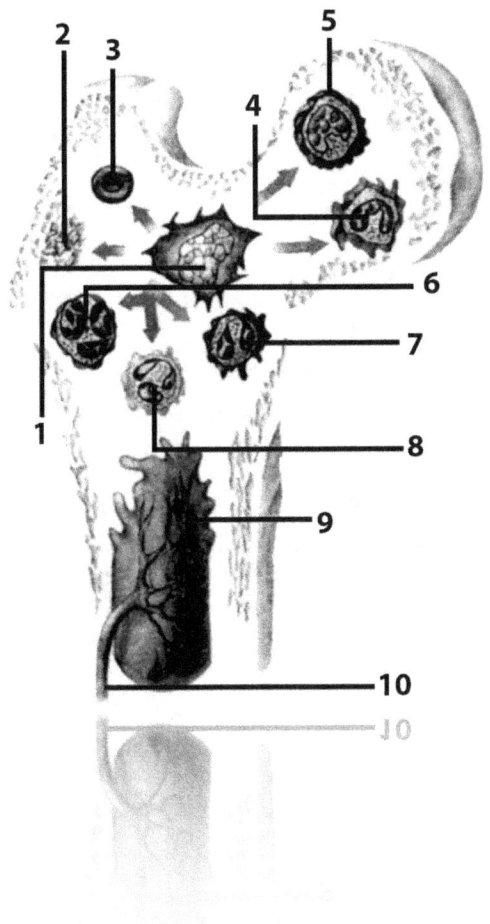

Abb. 3 Thymusläppchen (Bries) (Aufbau) 519 713 219 498:

I – Rinde 519 648 219714

II – Mark 319 498 516 814

1 – Kapsel 598 317 948 567

2 – Septum 968 319 594 217

3 – Makrophage 947 368 249 714

4 – Epithelzelle in der Rindenschicht (nurse cell) 549 361 897 217

5 – Thymozyt in der Rindenschicht 564 891 218 647

6 – Epithelzelle in der Markschicht 574 016 217 498

7 – dendritische Epithelzelle 598 671 390 149

8 – Thymozyt in der Markschicht 531 649 174 061

9 – Hassall-Körperchen 914 864 719 472

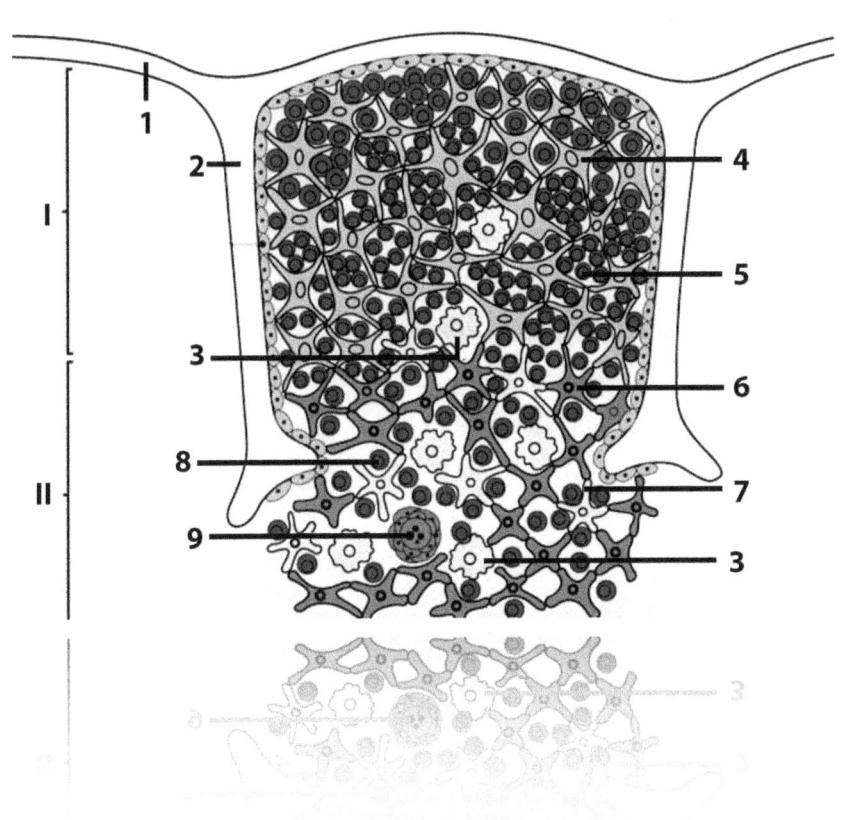

© Грабовой Г.П. 2002

17

**Periphere Organe der Blutbildung und
Immunabwehr 794 916 219 481**

Abb. 4 Milz (Aufbau) 548 711 918 321:
1 – Bindegewebskapsel 589 491 317 548
2 – Milztrabekel 317 489 896 104
3 – Lymphfollikel der Milz 517 218 496 471
4 – venöser Sinus 594 328 697 541
5 – weiße Pulpa 589 674 198 491
6 – rote Pulpa 589 671 318 494

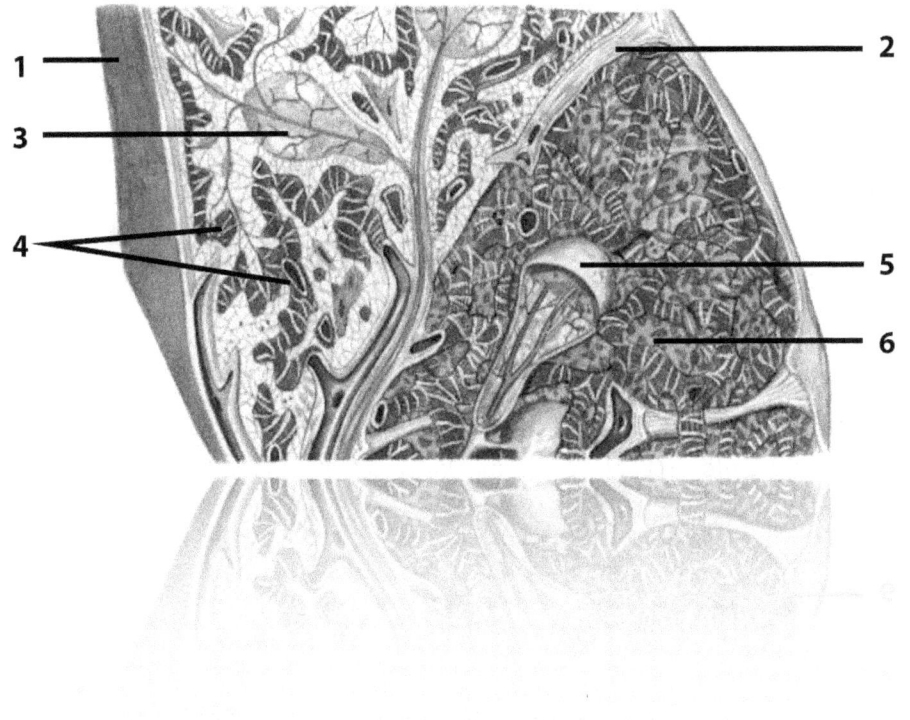

Abb. 5 Aufbau des Lymphknotens 591 148 319 888:

1 – Kapsel 519 848 718 949
2 – Trabekel 518 716 918 317
3 – Balken 898 749 219 317
4 – Rinde 519 421 319 281
5 – Follikeln 898 715 984 355
6 – zuführende Lymphgefäße 598 741 288 511
7 – Mark 498 641 319 817
8 – abführende Lymphgefäße 512 789 319 489
9 – Austrittspforte (Hilus) des Lymphknotens 598 681 724 918

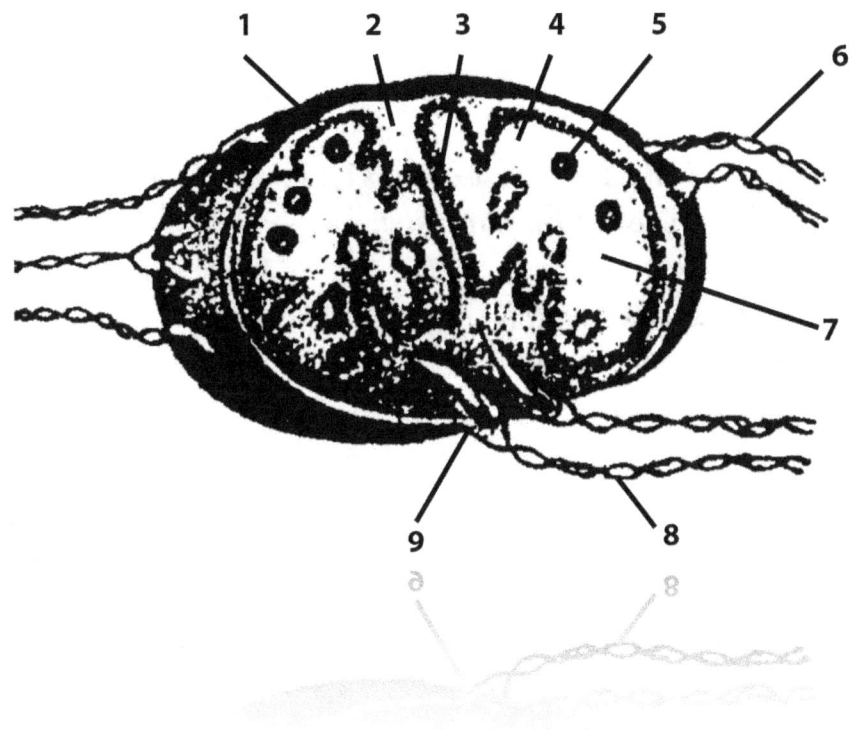

**Schleimhautassoziiertes lymphatisches
Gewebe des Immunsystems 674 981 219 496**

Abb. 6 Gaumenmandel (in der Mundhöhle) 514 218 319 671:
1 – Gaumenmandel 514 218 319 671

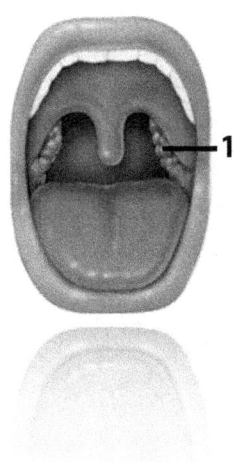

Abb. 7 Gaumenmandel (Aufbau) 514 218 319 671:
1 – Krypten 894 316 548 917
2 – Lymphfollikeln 598 641 317 214
3 – Kryptenöffnungen 349 548 671 214

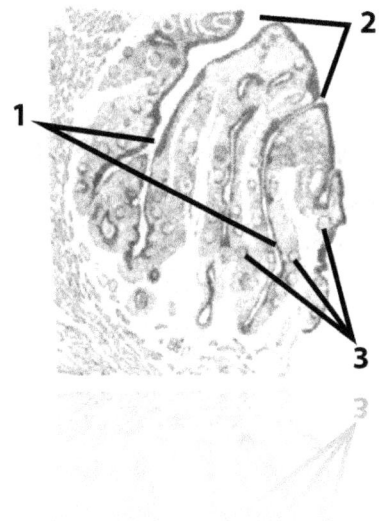

Abb. 8 Lymphknoten (in der Appendixwand) 319 648 317 498:
1 – Wand der Appendix 217 214 218 641
2 – lymphoide Knötchen 319 648 317 498
3 – Epithelschicht 218 491 016 648

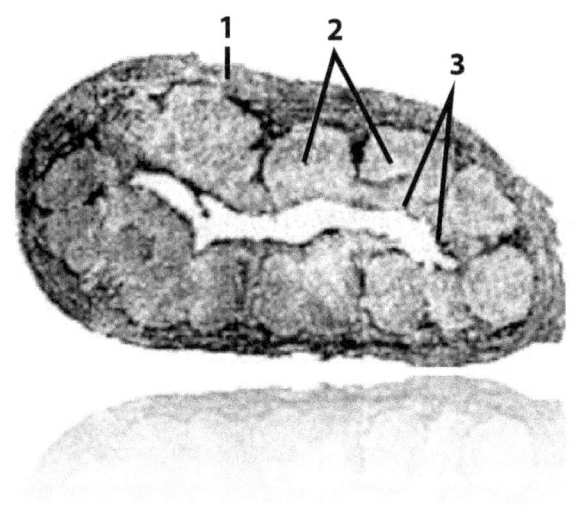

Abb. 9** **Lymphoide Knötchen und
Peyer-Plaque in der Dünndarmwand 249 317 498 641:
1 – lymphoide Knötchen 548 547 198 678
2 – Peyer-Plaque 589 641 948 581

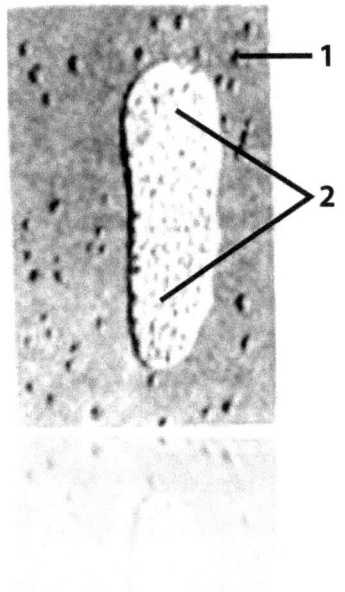

Abb. 10 Antigenpräsentierende Zellen (APC) 598 647 319 591:
I – Langerhans-Zelle 548 491 619 891
1 – Langerhans-Zelle 548 491 619 891
2 – Keratinozyten 516 891 719 478
3 – Epidermis 598 718 889 888
4 – Basalmembran 689 497 597 814
II – follikuläre dendritische Zelle 594 716 219 819
III – interdigitale Zelle 548 217 319 471
IV – dendritische Zelle der Keimzentren 549 621 891 719

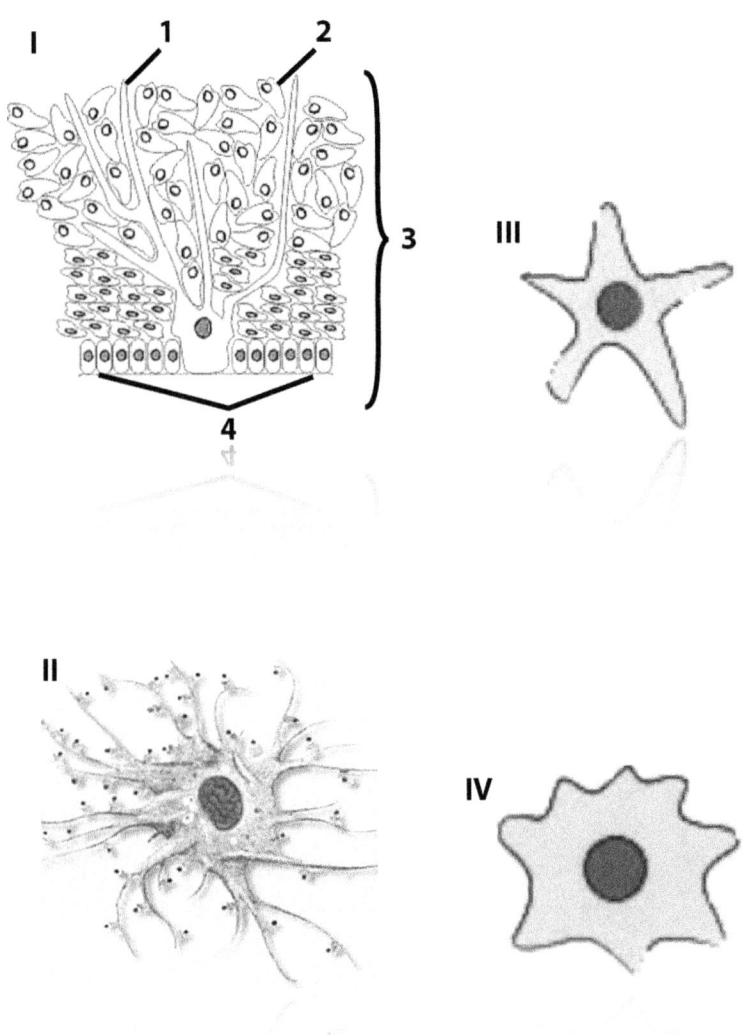

BLUTZELLEN 549681219717

Abb. 11 Erythrozyten 467 198 219 814:
1 – Retikulozyt des Blutes (unreifer Erythrozyt) 691 218 498 514
2 – Blut-Erythrozyten 467 198 219 814

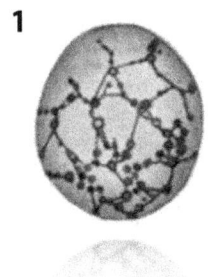

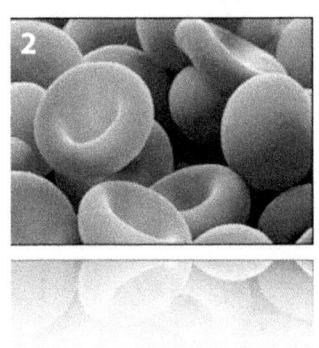

Abb. 12 Erythrozytopoese 489 617 519 318:

1 – Erythroblast 589 649 218 717

2 – Pronormozyt 218 719 814 798

3 – basophiler Normozyt 496 198 217 248

4 – orthochromer Normozyt 496 814 219 817

5 – polychromatophiler Normozyt 598 694 197 281

6 – Erythrozyt 214 719 319 818

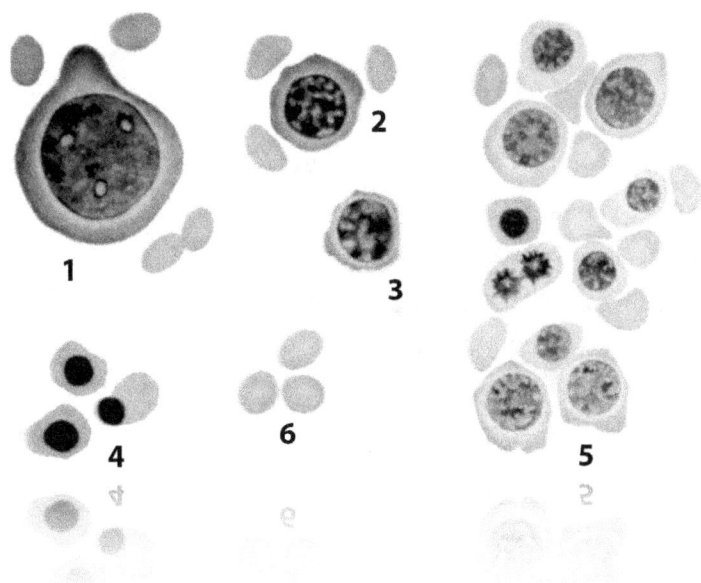

Abb. 13 Thrombozytopoese 481 249 016 914:
1 – Megakaryoblast 894 316 218 516
2 – Promegakaryozyt 481 216 318 491
3 – Megakaryozyt 471 218 694 271
4 – Thrombozyten 649 317 498 714

Thrombopoetin 890 648 019 312

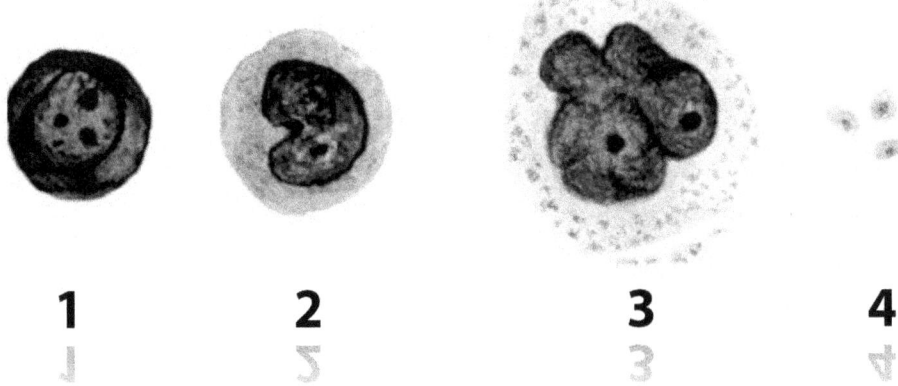

1　　　　　2　　　　　3　　　　　4

Leukozyten 694 218 574 271
Agranulozyten 548 274 298 641

Abb. 14 Lymphozytopoese 648 041 298 471:

I – B – Lymphozyten 518 541 316 218
1 – B – Lymphoblast 316 491 519 618
2 – unreifer B – Lymphozyt 518 491 217 496
3 – reifer B – Lymphozyt 498 164 019 981
II – T – Lymphozyten 467 198 964 217
1 – T – Lymphoblast 316 514 816 274
2 – unreifer T – Lymphozyt 619 754 218 316
3 – reifer T – Lymphozyt 689 148 686 217

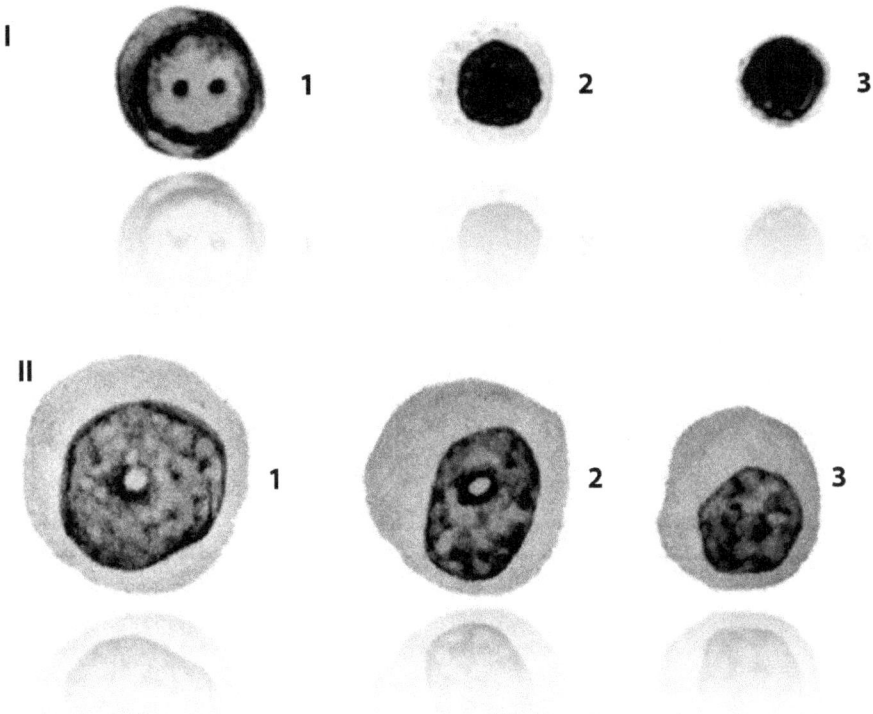

© Грабовой Г.П. 2002

Abb. 15 Monozytopoese. Bildung der
Monozyten und Makrophagen 496 514 218 471:
1 – Monozytoblast 319 471 819 498
2 – Promonozyt 619 814 516 714
3 – Monozyt 519 671 319 648
4 – Makrophag 947 368 249 714

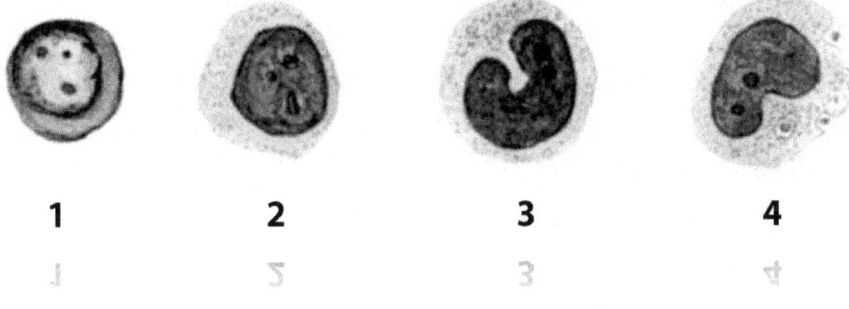

1　　　　　2　　　　　3　　　　　4

Granulozyten 918 547 219 714

Abb. 16 Granulozytopoese 214 617 218 549:

I – Bildung basophiler Granulozyten 584 316 318 491

1 – Myeloblast 549 641 894 317

2 – Promyelozyt 496 548 219 641

3 – Myelozyt 517 219 498 641

4 – Metamyelozyt 894 216 219 891

5 – stabkerniger Basophil 217 214 619 061

6 – segmentkerniger Basophil 648 918 818 491

II – Bildung eosinophiler Granulozyten 496 549 718 546

1 – Myeloblast 549 641 894 317

2 – Promyelozyt 496 548 219 641

3 – Myelozyt 517 219 498 641

4 – Metamyelozyt 894 216 219 891

5 – stabkerniger Eosinophil 549 648 598 748

6 – segmentkerniger Eosinophil 548 461 719 496

III – Bildung neutrophiler Granulozyten 564 581 498 641

1 – Myeloblast 549 641 894 317

2 – Promyelozyt 496 548 219 641

3 – Myelozyt 517 219 498 641

4 – Metamyelozyt 894 216 219 891

5 – stabkerniger Neutrophil 568 191 219 714

6 – segmentkerniger Neutrophil 894 961 068 971

I

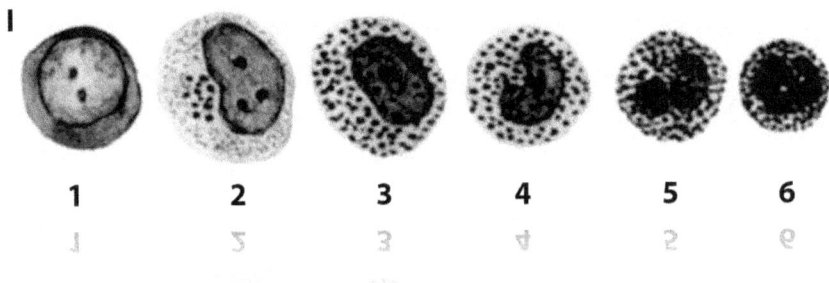

| 1 | 2 | 3 | 4 | 5 | 6 |

II

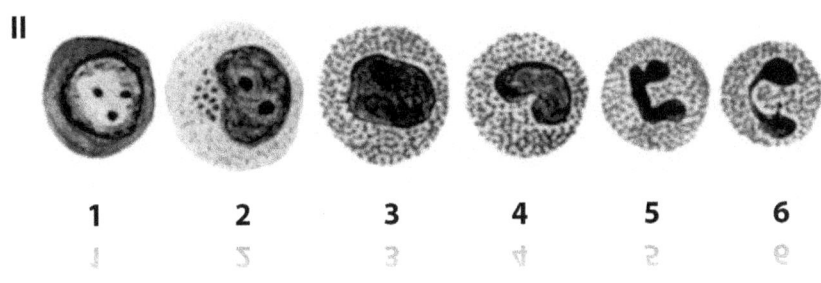

| 1 | 2 | 3 | 4 | 5 | 6 |

III

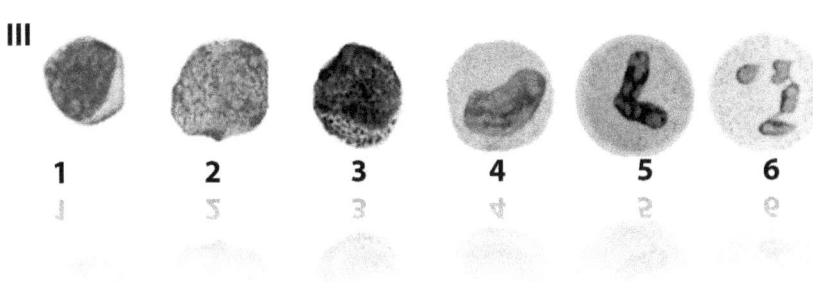

| 1 | 2 | 3 | 4 | 5 | 6 |

© Грабовой Г.П. 2002

ZAHN-KIEFER-SYSTEM
216 548 219 716

Knochen des Gesichtsschädels 219 715 819 815

Abb. 17 Oberkiefer (Ansicht von lateral) 519 371 919 811:
1 – orbitale Fläche 398 216 718 226
2 – infraorbitale Furche 319 717 819 227
3 – Kieferfortsatz 419 312 214 222
4 – alveolare Öffnungen 214 712 814 229
5 – Unterschläfenfläche 538 722 918 222
6 – vordere Fläche 548 888 019 648
7 – Eckzahngrube (Fossa canina) 539 717 819 317
8 – vorderer Nasendornfortsatz 529 513 919 813
9 – Oberkieferkörper 548712 818 212
10 – Naseneinschnitt 548 716 298 444
11 – infraorbitaler Kanal 319 717 819 217
12 – Unteraugenloch 489 061 298 541
13 – Jochbein-Oberkiefer-Naht 214 711 898 211
14 – Stirnfortsatz 590 421 019 481
15 – Rand des Tränenbeins 548 884 918 888
16 – infraorbitaler Rand 512 219 312 919

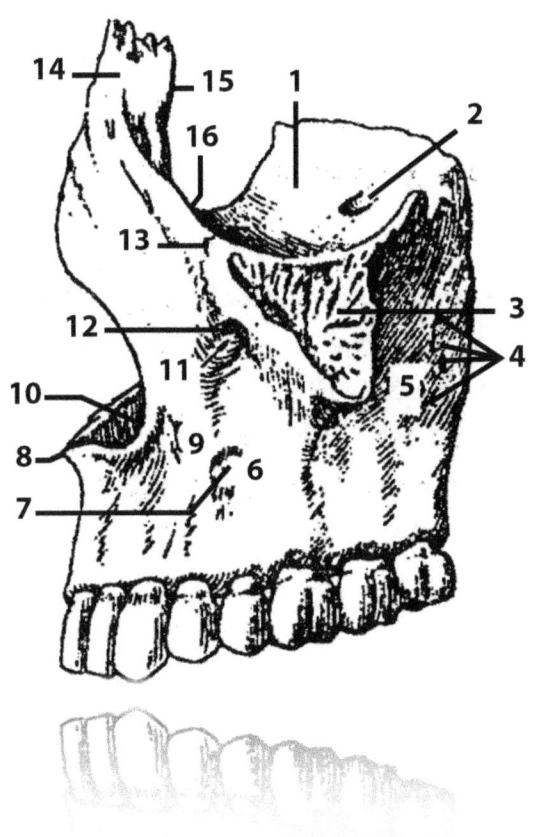

Abb. 18 Oberkiefer (linke Seite)
(Ansicht von medial) 421 718 911 328:
1 – Stirnfortsatz 590 421 019 481
2 – Nasenfläche 598 648 319 711
3 – vorderer Nasendornfortsatz 529 513 919 813
4 – Keilbein-Gaumenbein-Furche 428 321 814 221
5 – Kiefernebenhöhle 519 321 814 471

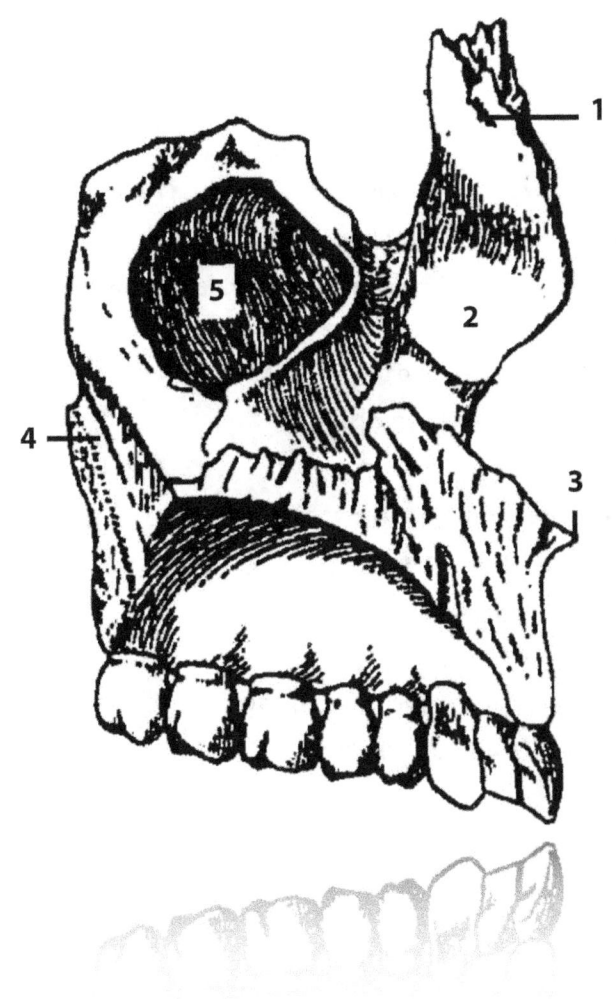

Abb. 19 Unterkiefer 514 712 814 312:
1 – Köpfchen des Unterkiefergelenks 548 321 848 721
2 – Grube unterhalb des Köpfchen des Unterkiefers (fovea pterygoidea) 519 317 919 007
3 – Unterkieferhals 319 814 919 714
4, 5 – Unterkieferäste 518 317 918 001
6 – Kieferwinkel 548 219 289 008
7 – Unterkieferkanal 009 217 319 227
8 – Schläfenkamm 418 317 228 227
9 – Unterkieferöffnung 489 201 319 871
10 – Kronfortsatz 528 317 918 228
11 – Unterkiefereinschnitt 419 317 819 828
12 – Gelenkfortsatz 891 319 898 789

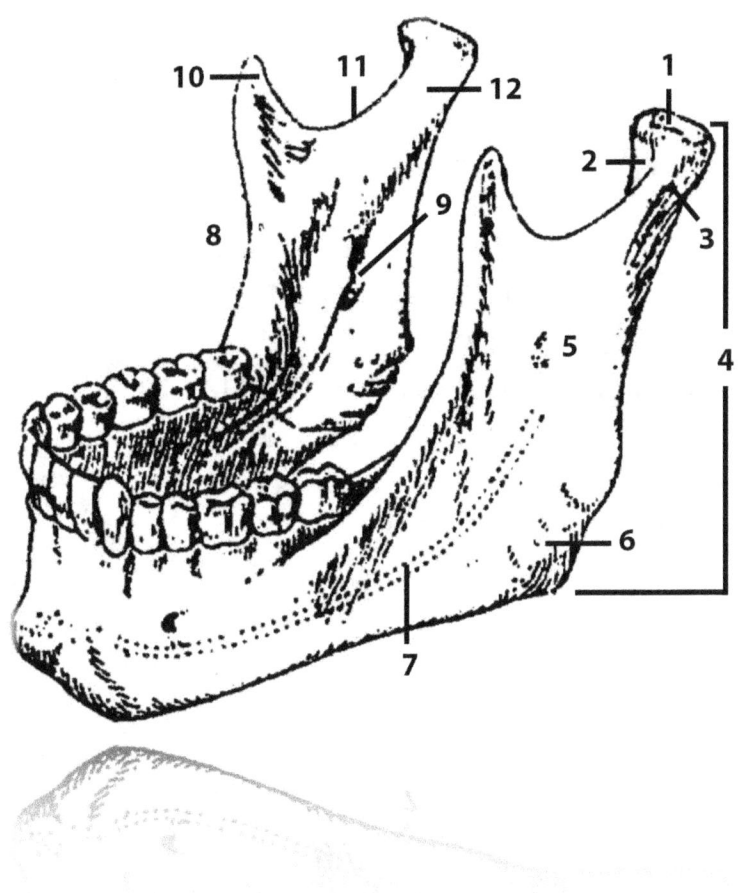

***Abb. 20 Knochen-Knorpel-Skelett
der äußeren Nase 948 547 219 641:***
1 – Nasenbein 518 314 818 214
2 – kleine Knorpel der Nasenflügel 916 814 219 618
3 – großer Knorpel der Nasenflügel 719 316 219 494
4 – zusätzlicher Nasenknorpel 989 617 318 641
5 – lateraler Knorpel 289 671 318 491

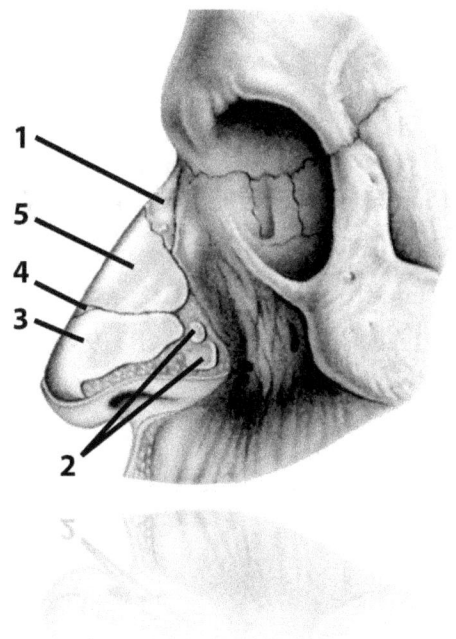

Abb. 21 Nasenbein 518 314 818 214:
1 – internasale Naht 514 314 218 578
2 – Nasenbeinöffnung 316 581 314 891
3 – frei liegender Knochenvorsprung 598 641 719 471

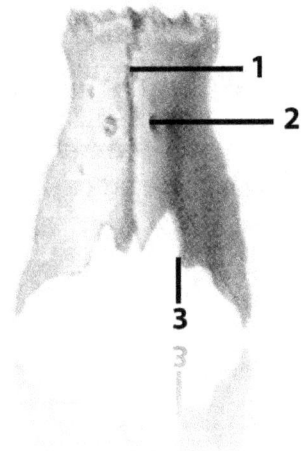

Abb. 22 Untere Nasenmuschel 478 218 918 217:

A – Ansicht von außen

B – Ansicht von innen

1 – Tränenbeinvorsprung 548 671 219 491

2 – Vorsprung der Siebbeinzellen 491 897 319 648

3 – Oberkiefervorsprung 589 671 918 491

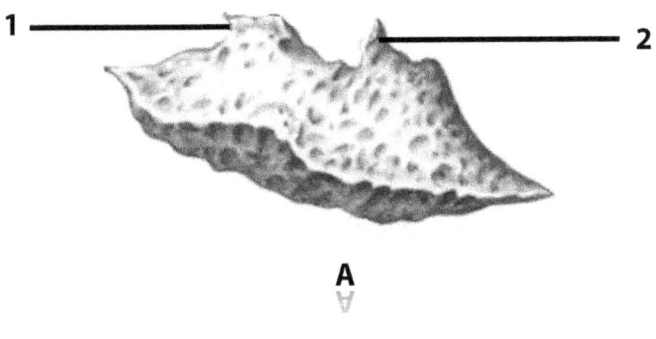

A

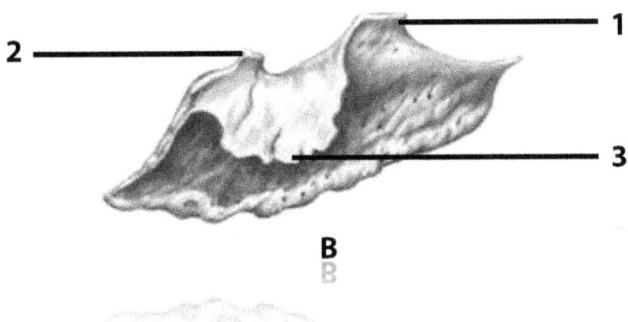

B

© Грабовой Г.П. 2002

Abb. 23 Jochbein 899 817 818 317:

1 – Stirnfortsatz 590 421 019 481

2 – orbitale Fläche 398 216 718 226

3 – Öffnung für den Sehnerv im Jochbein 481 467 219 891

4 – laterale Fläche 948 541 698 718

5 – Schläfenfortsatz 694 171 219 548

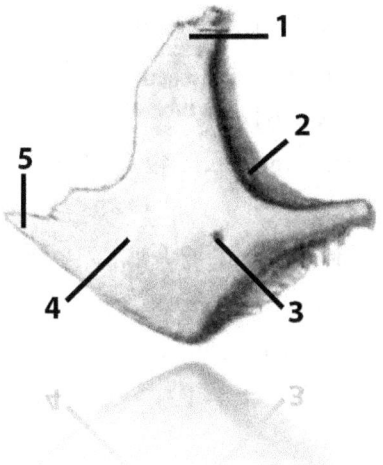

Abb. 24 Rechtes Gaumenbein
(Ansicht von außen) 641 214 918 516:

1 – Keilbeinfortsatz 584 218 649 317
2 – Keilbein-Gaumenbein-Einschnitt 549 641 219 811
3 – Fortsatz des Orbitabodens 549 674 317 581
4 – vertikal stehende Knochenplatte 648 171 219 549
5 – horizontal stehende Knochenplatte 691 814 217 318
6 – große Rinne des Gaumenbeins 394 698 598 714
7 – pyramidaler Fortsatz 691 218 514 317

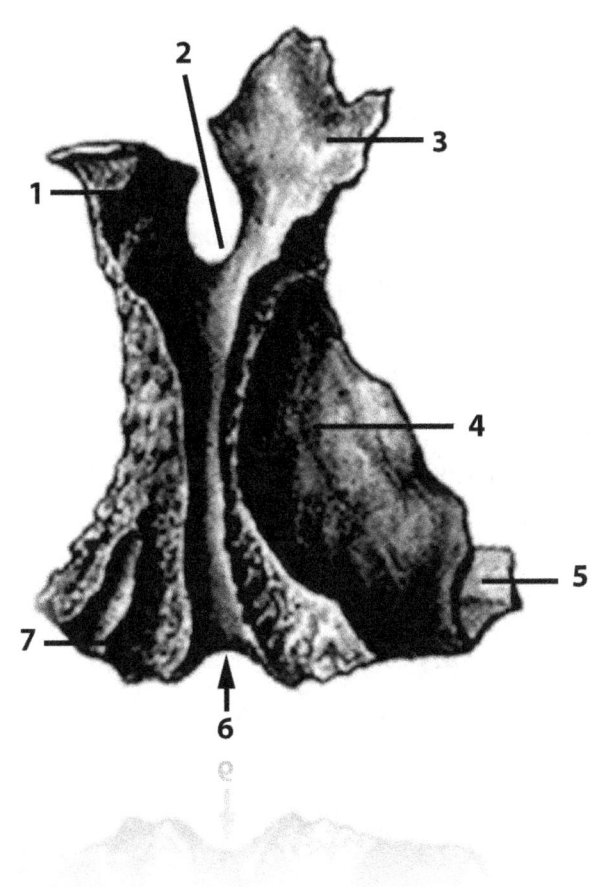

© Грабовой Г.П. 2002

Abb. 25 Rechtes Gaumenbein
(Ansicht von innen) 649 314 219 516:

1 – Fortsatz des Orbitabodens 549 674 317 581
2 – Keilbein-Gaumenbein-Einschnitt 549 612 814 914
3 – Keilbeinfortsatz 584 218 649 317
4 – pyramidaler Fortsatz 691 218 514 317
5 – horizontal stehende Knochenplatte 691 814 217 318
6 – vertikal stehende Knochenplatte 648 171 219 549
7 – Ansatzstelle der Nasenmuschel 698 314 218 597
8 – Siebbeinkamm 467 214 909 814

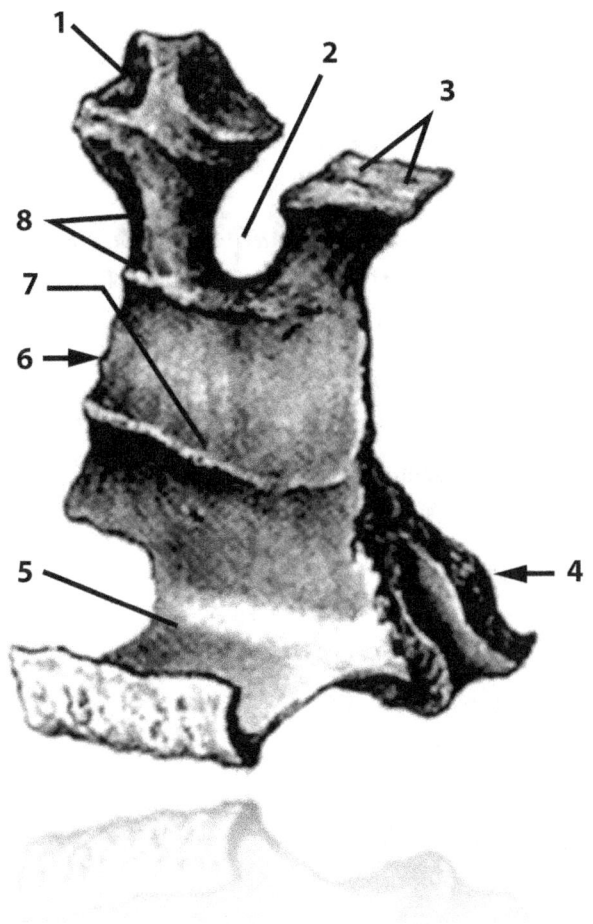

Zähne 698 314 819 516

Abb. 26 Allgemeiner Aufbau des Zahnes:

1 – Zahnkrone 319 594 938 716
2 – Zahnhals 364 891 219 491
3 – Zahnwurzel 368 549 188 794
4 – Zahnhöcker 364 198 501 248
5 – Randleiste aus Zahnschmelz (Cingulum) 601 549 906 714
6 – Zahnwurzelspitze 594 315 498 515
7 – Zahnschmelz 618 374 898 161
8 – Dentin, Zahnsubstanz 548 314 819 716
9 – Zahnmark, Zahnpulpa 316 481 219 649
10 – Kronenpulpa 318 691 378 549
11 – Wurzelpulpa 471 649 398 591
12 – Zahnwurzelkanal 894 160 498 497
13 – Zahnzement 314 861 219 492

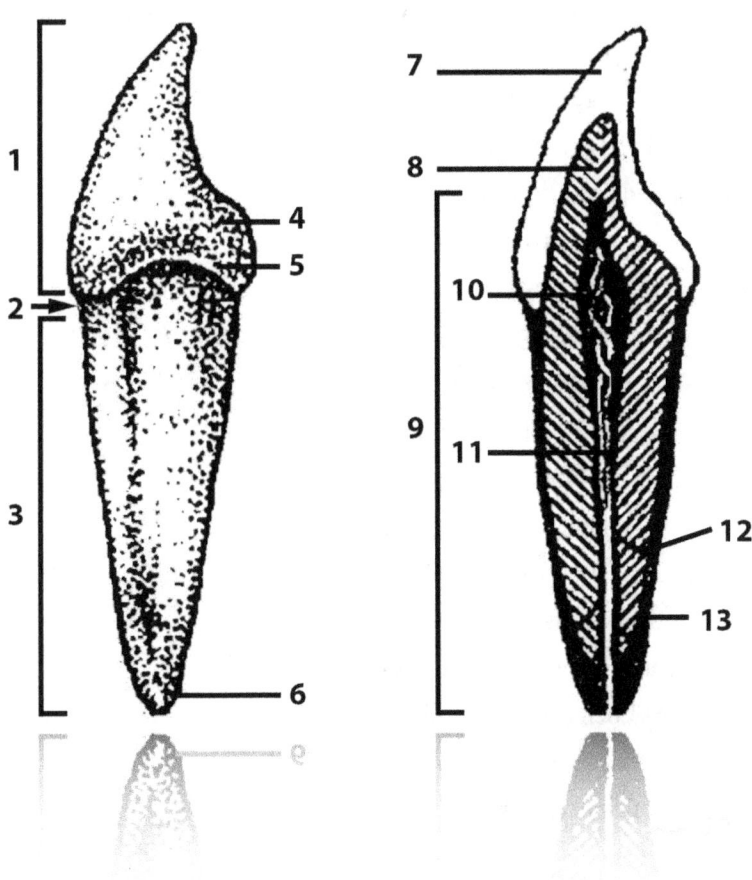

© Грабовой Г.П. 2002

Abb. 27 Aufbau des Zahnes und des umliegenden Gewebes:

a – Krone 319 594 938 716

b – Wurzel 368 549 188 794

1 – Fissur 546 218 319 491

2 – Zahnemaille 618 374 898 161

3 – Dentin 548 314 819 716

4 – Pulpa 316 481 219 649

5 – Zahnfleischfurche (Sulcus gingivae) 518 316 549 471

6 – Zahnfleisch 479 168 318 517

7 – Parodontium (Zahnhalteapparat) 482 316 219 491

8 – Nervenfasern 478 514 219 671

9 – arterielle Gefäße 894 378 214 316

10 – venöse Gefäße 319 681 214 784

11 – Wurzelzement 698 541 349 172

12 – Zahnwurzelkanal 894 160 498 497

13 – apikales Loch (Foramen apicale) 485 694 319 718

14 – Kieferknochen 318 549 468 019

15 – Hauptgefäßnervenbündel 589 314 694 817

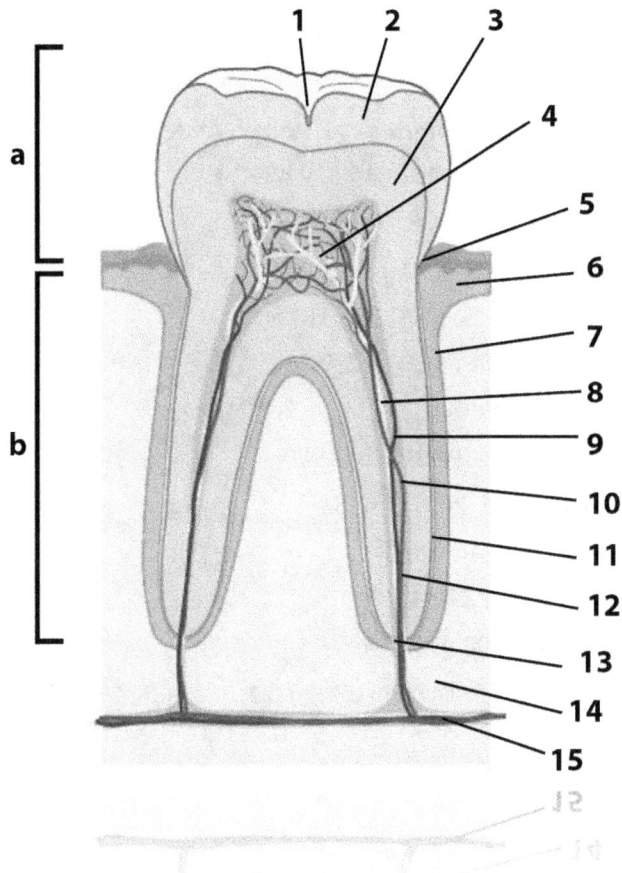

Abb. 28 Aufbau des Zahnkiefersegmentes:

1 – dentogingivale Fasern 461 519 819 479

2 – Alveolarwände 584 216 319 481

3 – dentoalveoläre Fasern 584 167 219 491

4 – Alveolo-gingivaler Ast 479 581 316 594

5 – periodontale Gefäße 891 478 219 641

6 – Arterie und Venen des Kiefers 984 517 219 648

7 – dentaler Nervenast 794 281 298 641

8 – Alveolarboden 514 368 791 498

9 – Zahnwurzel 368 549 188 794

10 – Zahnhals 364 891 219 491

11 – Zahnkrone 319 594 938 716

12 – Zwischenzahn- (Zwischenwurzel-) fasern 314 548 914 281

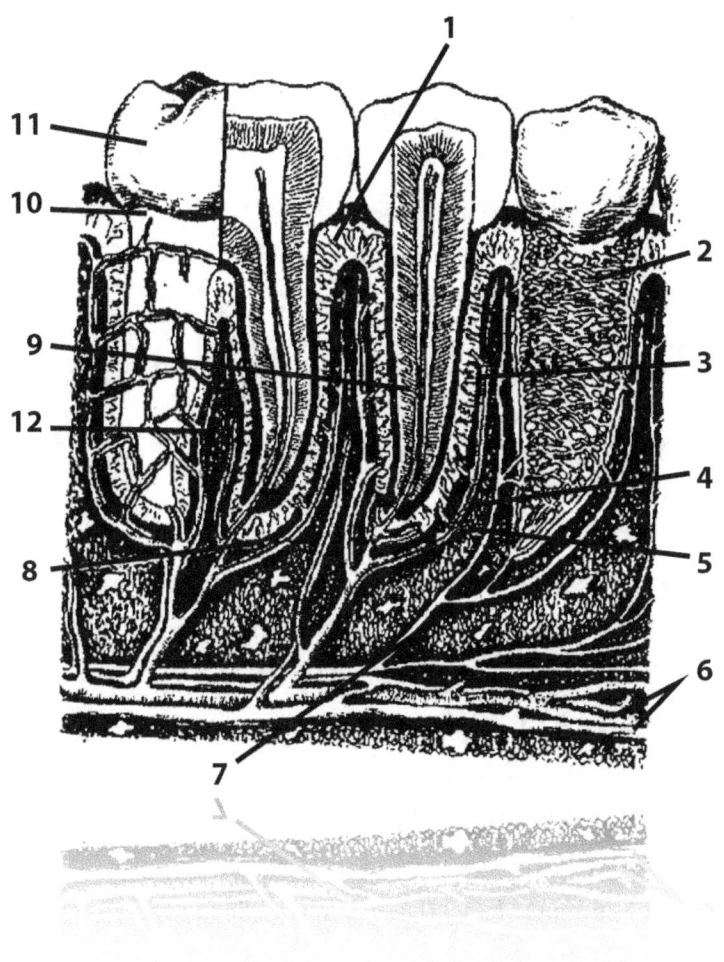

Abb. 29 Zähne im Ober- und Unterkiefer,
bleibende Zähne (rechte Seite) 594 819 498 716:

1 – obere Mahlzähne (Molaren) (von links nach rechts) 648 517 216 318
   - oberer Mahlzahn (Molar) III 498 516 318 914
   - oberer Mahlzahn (Molar) II 548 491 478 694
   - oberer Mahlzahn (Molar) I 369 481 319 478

2 – Ausbuchtungen der Alveolarfortsätze im Oberkiefer 594 318 498 614

3 – obere Backenzähne (von links nach rechts) 694 317 219 498
   - oberer Backenzahn (Prämolar) II 378 498 514 916
   - oberer Backenzahn (Prämolar) I 614 218 598 781

4 – Alveolarfortsatz im Oberkiefer 986 149 318 518

5 – oberer Eckzahn 471 891 016 498

6 – obere Schneiderzähne (von links nach rechts) 519 671 918 549
   - lateraler Schneiderzahn 549 691 718 548
   - medialer Schneiderzahn 914 501 604 981

7 – alveolarer Abschnitt des Unterkiefers 519 317 218 498

8 – unterer medialer Schneiderzahn 584 716 914 219

9 – unterer lateraler Schneiderzahn 989 718 514 601

10 – unterer Eckzahn 589 318 499 164

11 – unterer Backenzahn (Prämolar) I 518 016 949 148

12 – unterer Backenzahn (Prämolar) II 514 817 316 498

13 – unterer Malzahn (Molar) I 518 495 319 816

14 – unterer Malzahn (Molar) II 519 814 317 984

15 – unterer Malzahn (Molar) III 541 219 016 898

16 – Unterkiefer 514 712 814 312

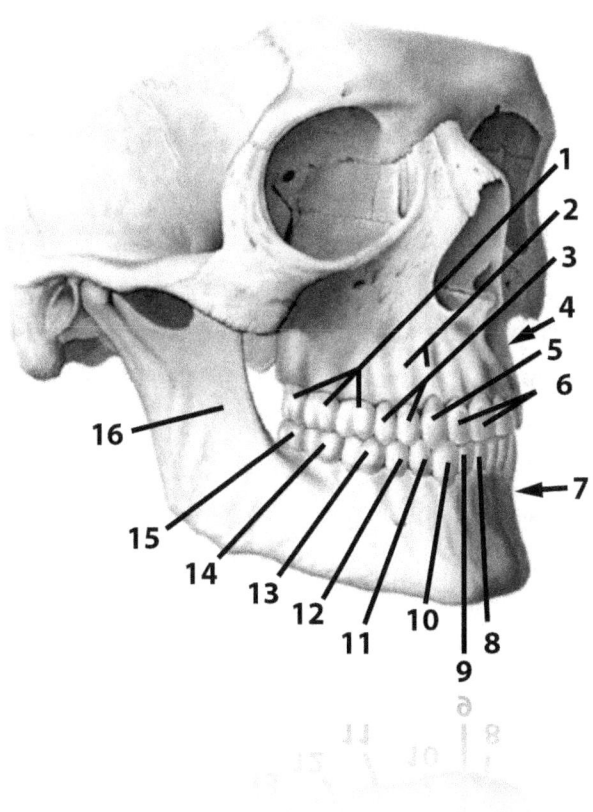

Abb. 30 Medialer oberer Schneiderzahn (rechts) 914 501 604 981:
1 – vestibuläre Fläche 514 568 219 317
2 – mesiale Fläche 314 894 319 892
3 – linguale Fläche 598 471 219 648
4 – Zahnansicht von innen in der vestibulolingualen Fläche 914 818 016 594
5 – Zahnansicht von innen in der medial-distalen Fläche 317 648 519 819
6 – Schneidefläche 498 317 219 491
7 – Zahnwurzelkanal 584 641 718 547
8 – Wurzelpulpa 910 849 189 647
9 – Kronenpulpa 319 648 519 987

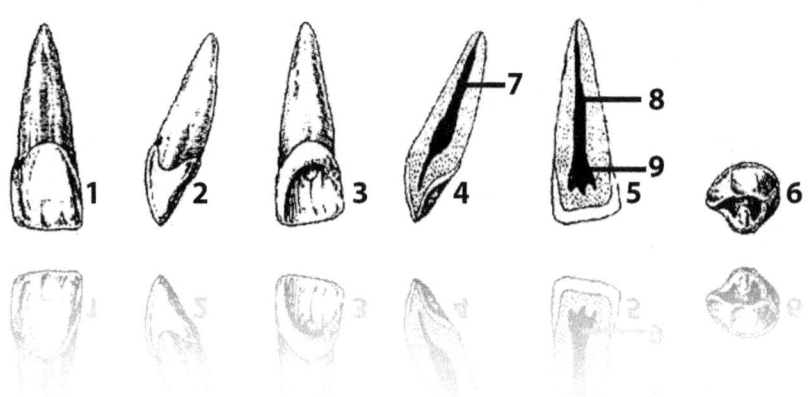

Abb. 31 Lateraler oberer Schneiderzahn (rechts) 549 691 718 548:

1 – vestibuläre Fläche 514 916 917 518

2 – mesiale Fläche 498 614 819 594

3 – linguale Fläche 718 594 319 681

4 – Zahnansicht von innen in der vestibulolingualen Fläche 594 716 918 916

5 – Zahnansicht von innen in der medial-distalen Fläche 549 817 394 617

6 – Schneidefläche 581 349 619 817

7 – Zahnwurzelkanal 398 641 594 818

8 – Wurzelpulpa 318 691 219 348

9 – Kronenpulpa 819 601 698 149

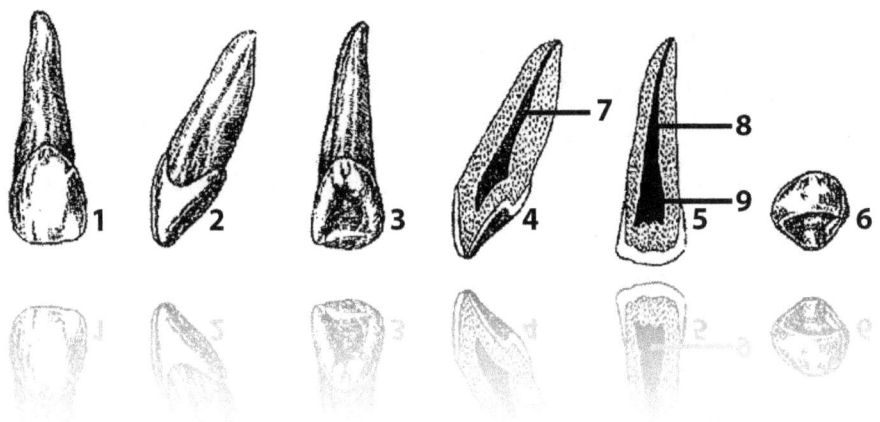

Abb. 32 Medialer unterer Schneiderzahn (rechts) 584 716 914 219:

1 – vestibuläre Fläche 496 198 216 291
2 – mesiale Fläche 481 478 594 316
3 – linguale Fläche 894 594 168 917
4 – Zahnansicht von innen in der vestibulolingualen Fläche 198 649 319 641
5 – Zahnansicht von innen in der medial-distalen Fläche 894 167 318 491
6 – Schneidefläche 364 517 219 581
7 – Zahnwurzelkanal 318 694 369 471
8 – Wurzelpulpa 949 516 817 919
9 – Kronenpulpa 949 190 649 871

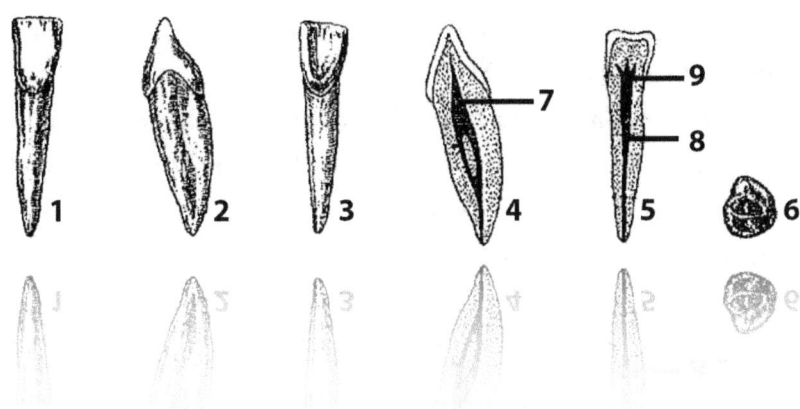

Abb. 33 Lateraler unterer Schneiderzahn (rechts) 989 718 514 601:
1 – vestibuläre Fläche 694 187 219 471
2 – mesiale Fläche 468 271 398 497
3 – linguale Fläche 894 561 219 718
4 – Zahnansicht von innen in der vestibulolingualen Fläche 584 617 219 714
5 – Zahnansicht von innen in der medial-distalen Fläche 689 318 514 712
6 – Schneidefläche 799 814 218 564
7 – Zahnwurzelkanal 368 194 371 894
8 – Wurzelpulpa 964 718 519 498
9 – Kronenpulpa 698 318 564 917

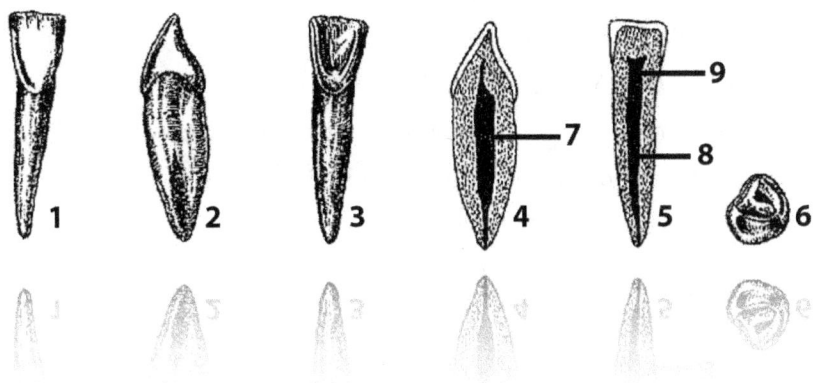

Abb. 34 Oberer Eckzahn (rechts) 471 891 016 498:

1 – vestibuläre Fläche 468 716 519 498

2 – mesiale Fläche 618 471 219 472

3 – linguale Fläche 549 316 218 581

4 – Zahnansicht von innen in der vestibulolingualen Fläche 918 516 319 491

5 – Zahnansicht von innen in der medial-distalen Fläche 819 604 916 989

6 – Schneidefläche 641 519 318 491

7 – Zahnwurzelkanal 384 591 689 374

8 – Wurzelpulpa 989 618 054 132

9 – Kronenpulpa 968 108 604 271

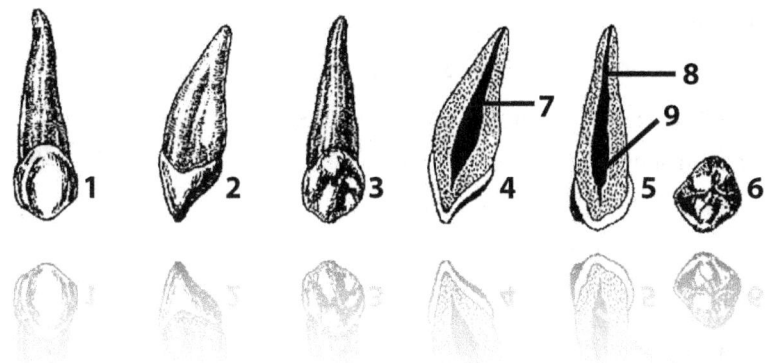

Abb. 35 Unterer Eckzahn (rechts) 589 318 499 164:

1 – vestibuläre Fläche 698 318 514 217
2 – mesiale Fläche 319 481 318 641
3 – linguale Fläche 948 564 008 904
4 – Zahnansicht von innen in der vestibulolingualen Fläche 368 014 218 548
5 – Zahnansicht von innen in der medial-distalen Fläche 648 781 949 064
6 – Schneidefläche 546 981 941 568
7 – Zahnwurzelkanal 714 801 498 541
8 – Wurzelpulpa 398 614 718 581
9 – Kronenpulpa 689 841 598 671

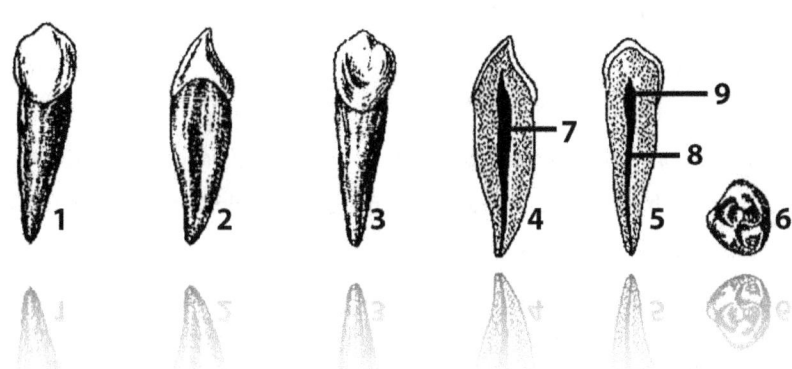

Abb. 36 Erster oberer Prämolar (rechts) 614 218 598 781:
1 – vestibuläre Fläche 691 378 594 971
2 – mesiale Fläche 498 617 898 541
3 – linguale Fläche 894 671 219 818
4 – Zahnansicht von innen in der vestibulolingualen Fläche 594 317 589 171
5 – Zahnansicht von innen in der medial-distalen Fläche 478 641 219 891
6 – Kaufläche 364 810 068 901
7 – Zahnwurzelkanäle 301 514 609 891
8 – Wurzelpulpa 478 514 618 717
9 – Kronenpulpa 984 018 198 601

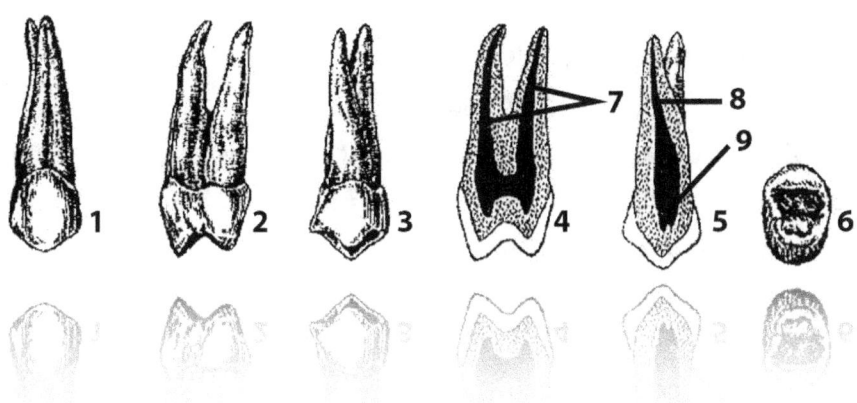

Abb. 37 Zweiter oberer Prämolar (rechts) 378 498 514 916:
1 – vestibuläre Fläche 948 561 319 818
2 – mesiale Fläche 319 801 498 561
3 – linguale Fläche 467 219 498 541
4 – Zahnansicht von innen in der vestibulolingualen Fläche 398 548 589 617
5 – Zahnansicht von innen in der medial-distalen Fläche 549 819 319 616
6 – Kaufläche 389 541 379 818
7 – Zahnwurzelkanäle 648 546 319 818
8 – Wurzelpulpa 894 361 219 012
9 – Kronenpulpa 064 541 218 317

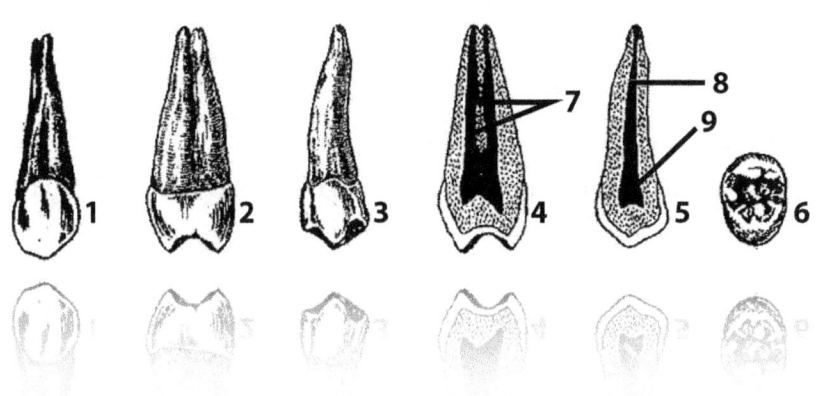

Abb. 38 Erster unterer Prämolar (rechts) 518 016 949 148:
1 – vestibuläre Fläche 491 679 318 541
2 – Mesiale Fläche 549 361 819 497
3 – linguale Fläche 469 817 318 541
4 – Zahnansicht von innen in der vestibulolingualen Fläche 918 541 219 678
5 – Zahnansicht von innen in der medial-distalen Fläche 814 319 898 514
6 – Kaufläche 518 618 319 714
7 – Zahnwurzelkanal 589 491 319 614
8 – Wurzelpulpa 214 819 318 617
9 – Kronenpulpa 914 218 519 641

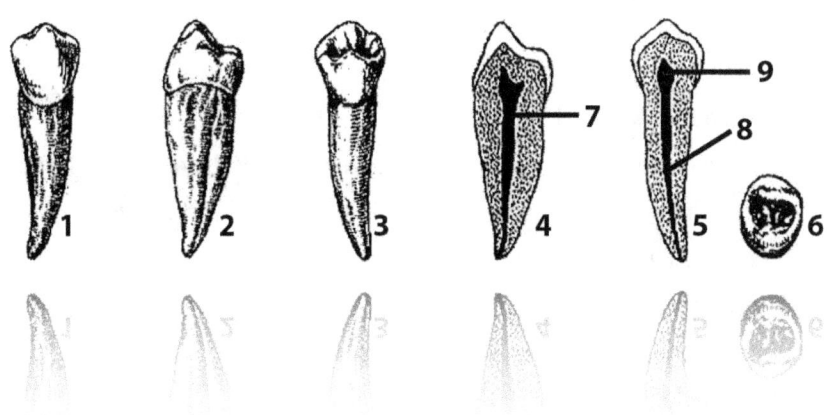

Abb. 39 Zweiter unterer Prämolar (rechts) 514 817 316 498:
1 – vestibuläre Fläche 698 517 319 641
2 – mesiale Fläche 498 549 617 218
3 – linguale Fläche 894 317 218 491
4 – Zahnansicht von innen in der vestibulolingualen Fläche 469 518 519 641
5 – Zahnansicht von innen in der medial-distalen Fläche 898 416 019 848
6 – Kaufläche 841 319 718 491
7 – Wurzelzahnkanal 198 741 894 848
8 – Wurzelpulpa 168 571 219 491
9 – Kronenpulpa 371 549 619 814

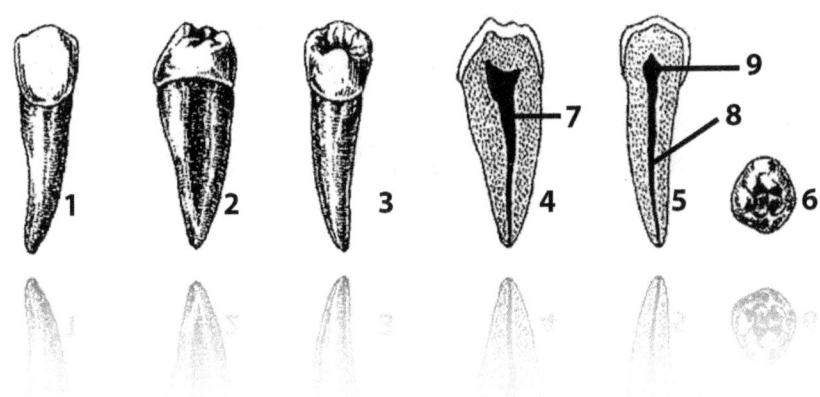

Abb. 40 Erster oberer Molar (rechts) 369 481 319 478:
1 – vestibuläre Fläche 491 614 718 541
2 – mesiale Fläche 849 516 219 491
3 – linguale Fläche 684 517 919 486
4 – Zahnansicht von innen in der vestibulolingualen Fläche 584 619 319 814
5 – Kaufläche 714 318 519 491
6 – Zahnwurzelkanäle 584 168 319 817
7 – Wurzelpulpa 849 516 914 971
8 – Kronenpulpa 318 619 819 498

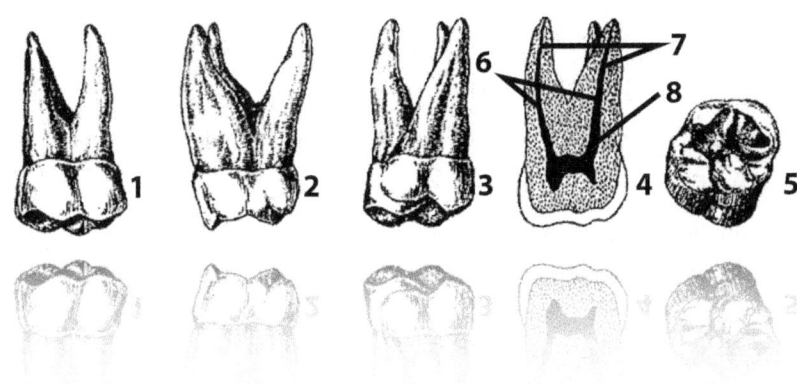

Abb. 41 Zweiter oberer Molar (rechts) 548 491 478 694:
1 – vestibuläre Fläche 984 316 219 491
2 – mesiale Fläche 894 518 319 491
3 – linguale Fläche 914 816 317 498
4 – Zahnansicht von innen in der vestibulolingualen Fläche 467 548 919 814
5 – Kaufläche 214 391 898 491
6 – Zahnwurzelkanäle 316 598 368 498
7 – Wurzelpulpa 648 718 598 647
8 – Kronenpulpa 894 517 219 498

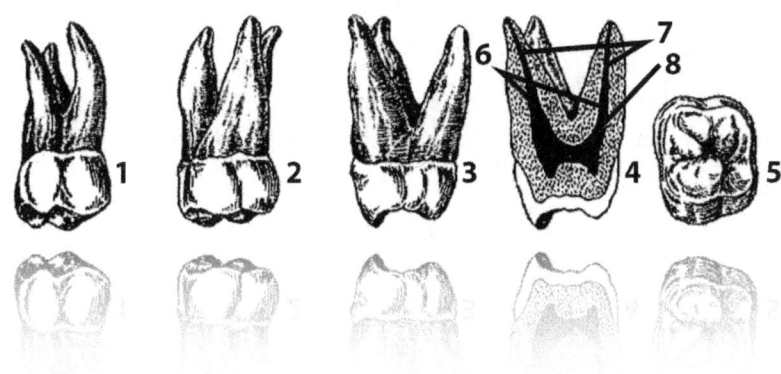

Abb. 42 Dritter oberer Molar (rechts) 498 516 318 914:
1 – vestibuläre Fläche 618 317 319 641
2 – mesiale Fläche 689 064 194 818
3 – linguale Fläche 549 618 598 641
4 – Zahnansicht von innen in der vestibulolingualen Fläche 594 198 574 891
5 – Kaufläche 648 591 318 498
6 – Zahnwurzelkanäle 491 684 898 718
7 – Wurzelpulpa 964 717 988 149
8 – Kronenpulpa 691 948 584 161

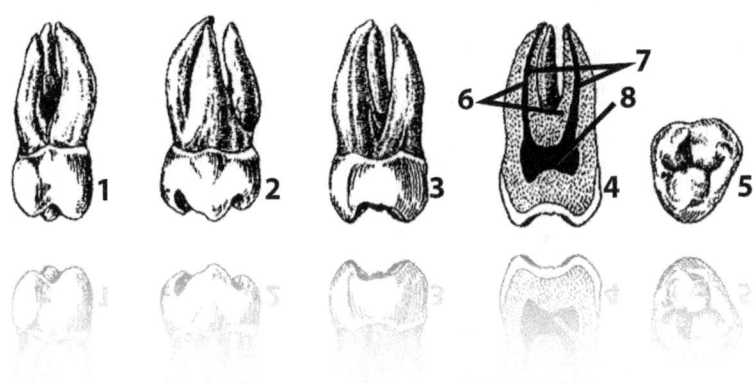

Abb. 43 Erster unterer Molar (rechts) 518 495 319 816:
1 – vestibuläre Fläche 319 681 519 894
2 – mesiale Fläche 594 895 619 548
3 – linguale Fläche 694 171 218 541
4 – Zahnansicht von innen in der vestibulolingualen Fläche 549 614 318 541
5 – Kaufläche 364 918 598 714
6 – Zahnwurzelkanäle 398 617 218 541
7 – Wurzelpulpa 368 914 898 516
8 – Kronenpulpa 319 891 498 516

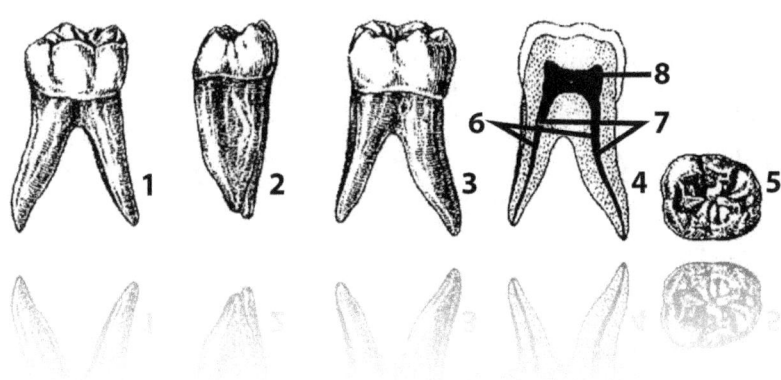

Abb. 44 Zweiter unterer Molar (rechts) 519 814 317 984:
1 – vestibuläre Fläche 419 815 319 641
2 – mesiale Fläche 498 316 318 541
3 – linguale Fläche 398 814 516 817
4 – Zahnansicht von innen in der vestibulolingualen Fläche 648 512 319 649
5 – Kaufläche 504 194 981 369
6 – Zahnwurzelkanäle 894 016 598 641
7 – Wurzelpulpa 897 491 219 896
8 – Kronenpulpa 649 197 598 621

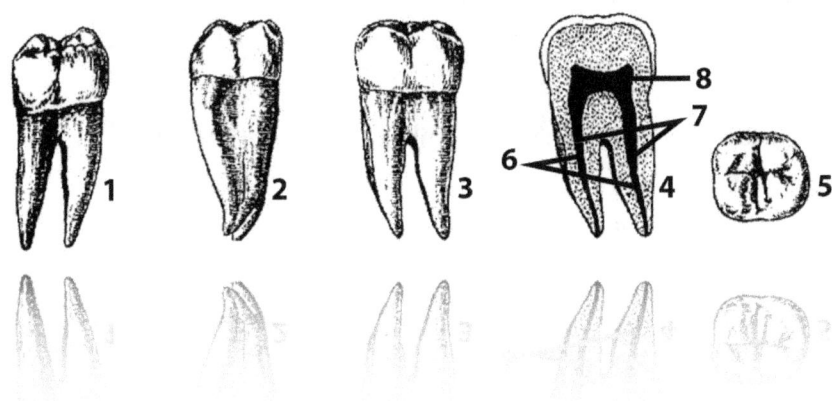

Abb. 45 Dritter unterer Molar (rechts) 541 219 016 898:
1 – vestibuläre Fläche 617 218 219 491
2 – mesiale Fläche 694 817 219 497
3 – linguale Fläche 694 181 364 971
4 – Zahnansicht von innen in der vestibulolingualen Fläche 598 564 319 916
5 – Kaufläche 948 516 218 949
6 – Zahnwurzelkanäle 319 491 819 647
7 – Wurzelpulpa 384 161 219 491
8 – Kronenpulpa 489 516 219 496

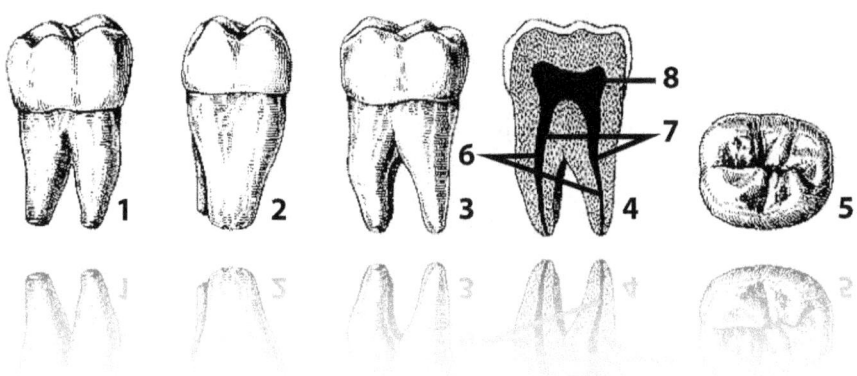

*Abb. 46 Medialer oberer Milchschneiderzahn
(rechts) 491 518 614 917:*
1 – vestibuläre Fläche 549 618 219 814
2 – mesiale Fläche 497 148 684 598
3 – linguale Fläche 248 379 064 898
4 – Schneidefläche 491 897 319 648

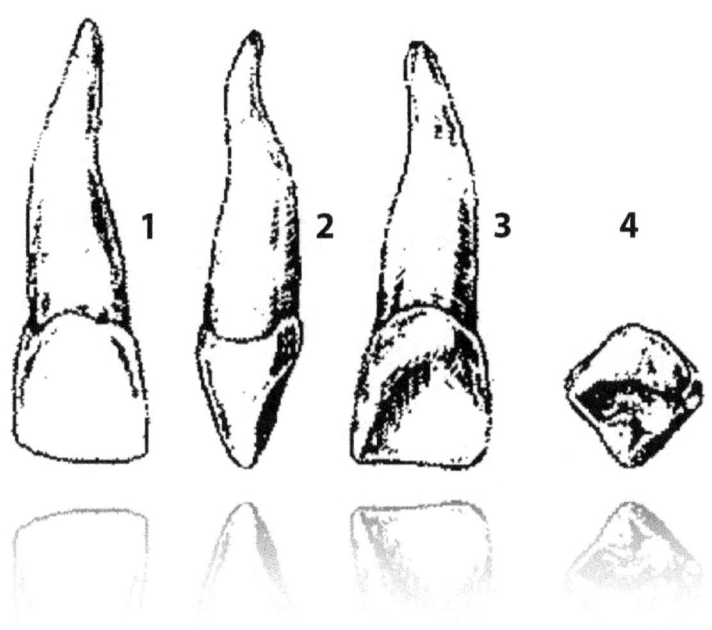

Abb. 47 Lateraler oberer Milchschneiderzahn (rechts) 514 218 919 648:

1 – vestibulare Fläche 894 161 917 219
2 – mesiale Fläche 619 517 319 498
3 – linguale Fläche 689 142 398 191
4 – Schneidefläche 218 589 649 171

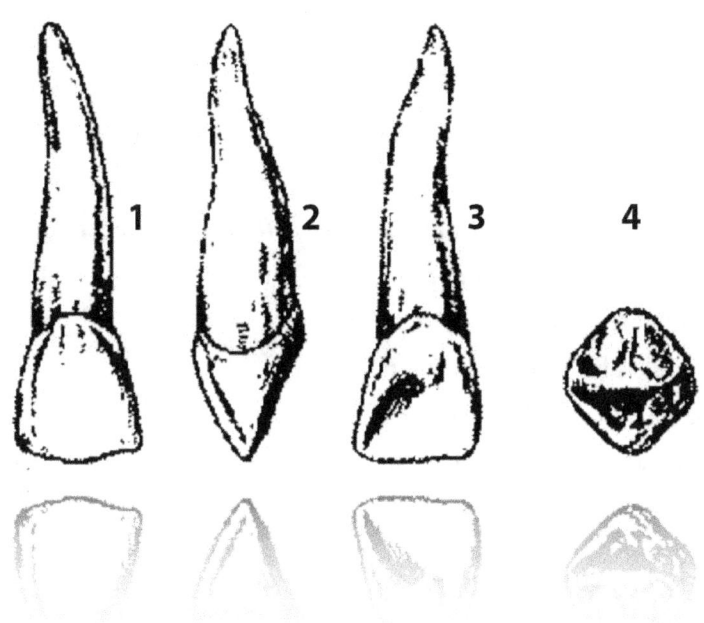

*Abb. 48 Medialer unterer Milchschneidezahn
(rechts) 584 917 219 498:*
1 – vestibuläre Fläche 514 817 219 648
2 – mesiale Fläche 491 318 598 641
3 – linguale Fläche 461 598 597 681
4 – Schneidefläche 364 891 989 641

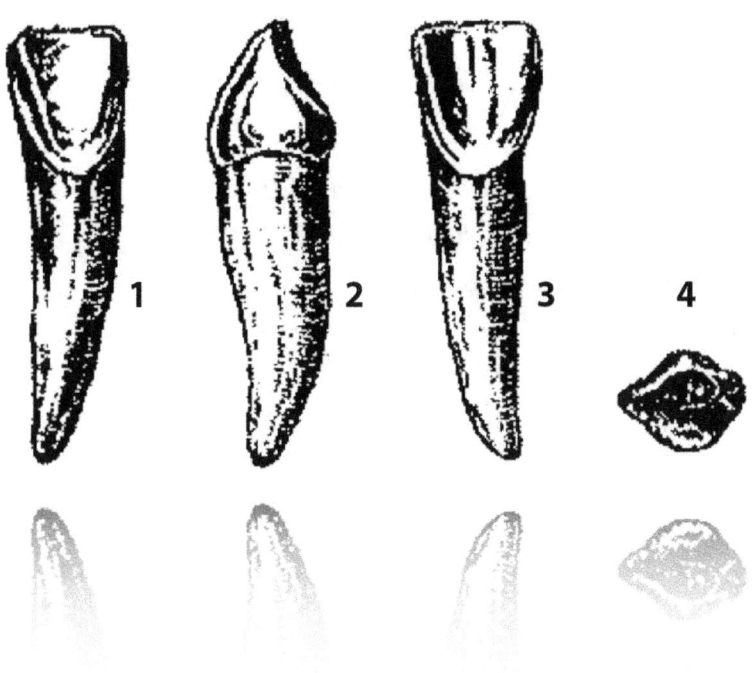

*Abb. 49 Lateraler unterer Milchschneidezahn
(rechts) 549 817 219 491:*
1 – vestibuläre Fläche 589 314 898 614
2 – mesiale Fläche 386 149 948 511
3 – linguale Fläche 064 018 549 898
4 – Schneidefläche 414 818 619 710

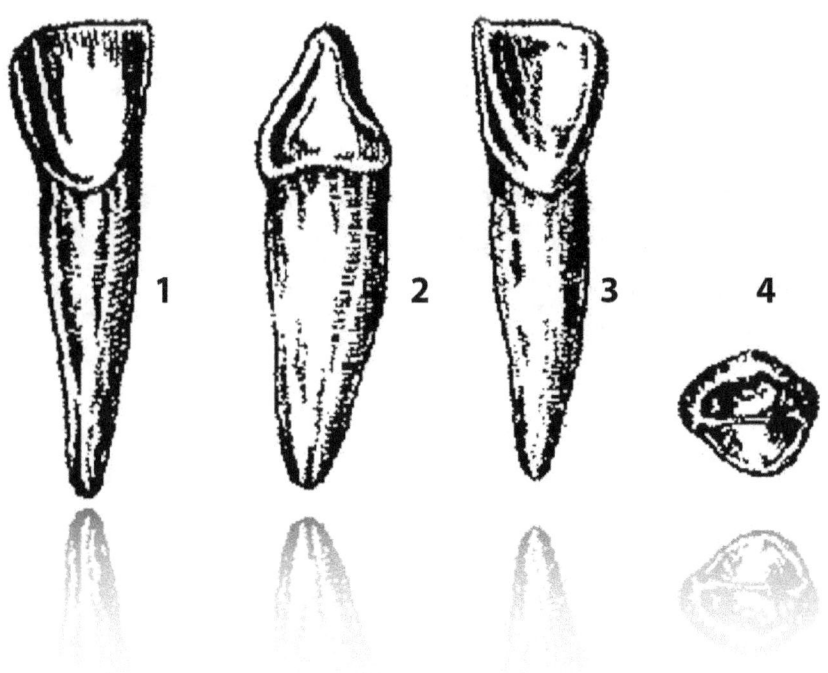

Abb. 50 Oberer Milcheckzahn (rechts) 498 691 798 541:
1 – vestibuläre Fläche 461 318 518 491
2 – mesiale Fläche 498 641 319 814
3 – linguale Fläche 467 891 218 541
4 – Schneidefläche 318 491 819 617

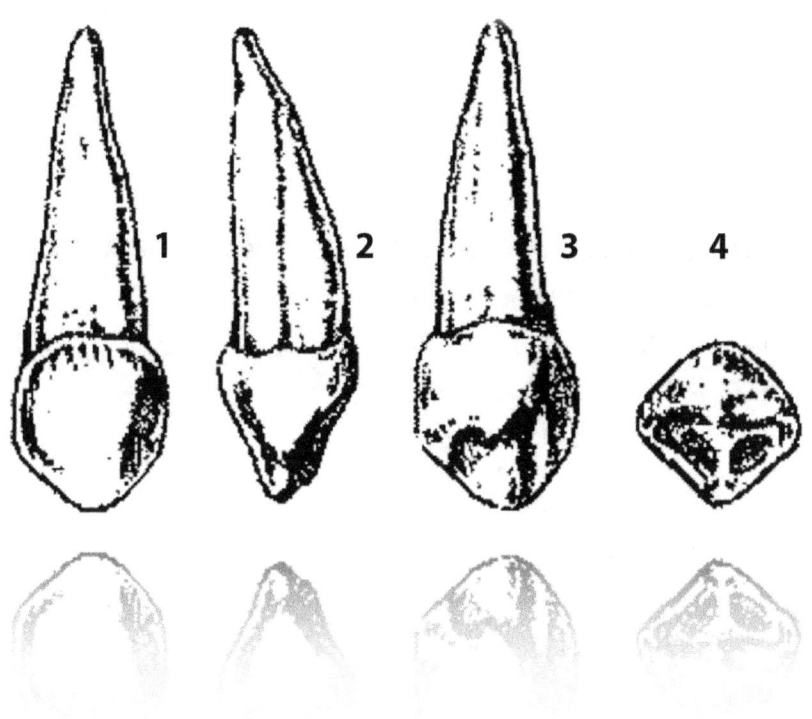

Abb. 51 Unterer Milcheckzahn (rechts) 619 317 218 491:
1 – vestibuläre Fläche 218 491 319 614
2 – mesiale Fläche 214 817 218 316
3 – linguale Fläche 648 517 219 491
4 – Schneidefläche 314 817 219 617

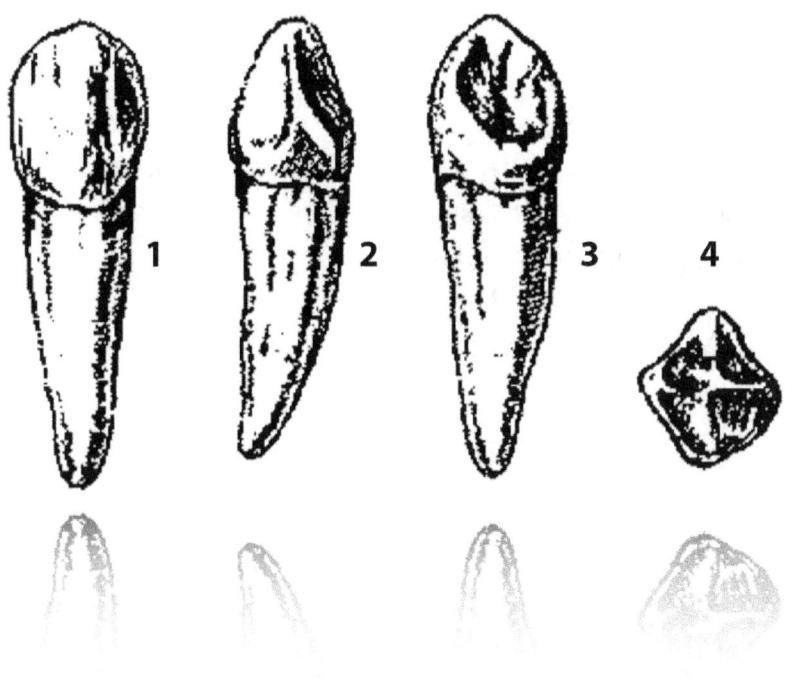

Abb. 52 Erster oberer Milchmolar (rechts):
1 – vestibuläre Fläche 491 718 519 497
2 – mesiale Fläche 519 491 619 819
3 – linguale Fläche 594 817 219 648
4 – Kaufläche 948 218 319 681

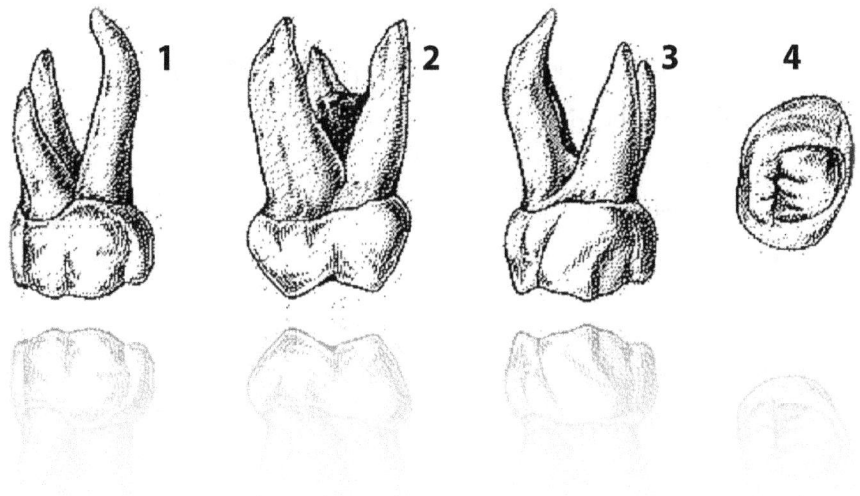

Abb. 53 Zweiter oberer Milchmolar (rechts) 594 168 319 491:
1 – vestibuläre Fläche 619 518 219 491
2 – mesiale Fläche 469 518 319 641
3 – linguale Fläche 584 316 589 491
4 – Kaufläche 891 498 319 617

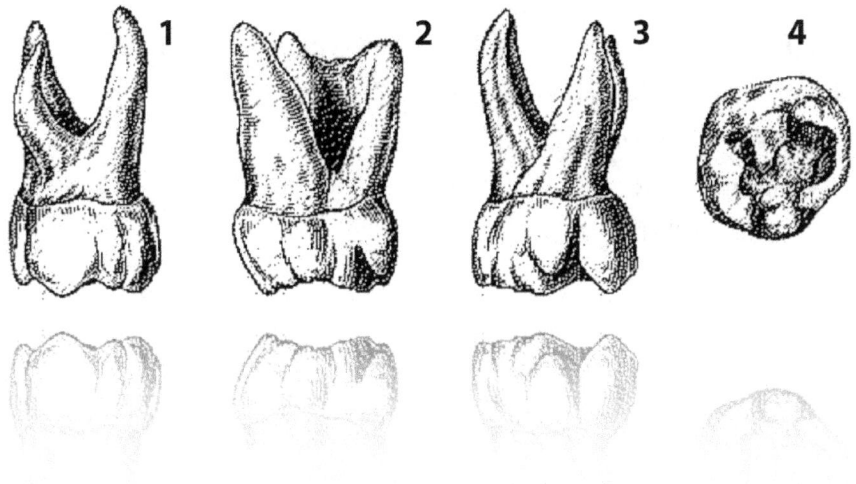

Abb. 54 Erster unterer Milchmolar (rechts) 491 318 519 491:
1 – vestibuläre Fläche 614 817 219 817
2 – mesiale Fläche 486 519 719 491
3 – linguale Fläche 801 698 598 641
4 – Kaufläche 894 219 319 810

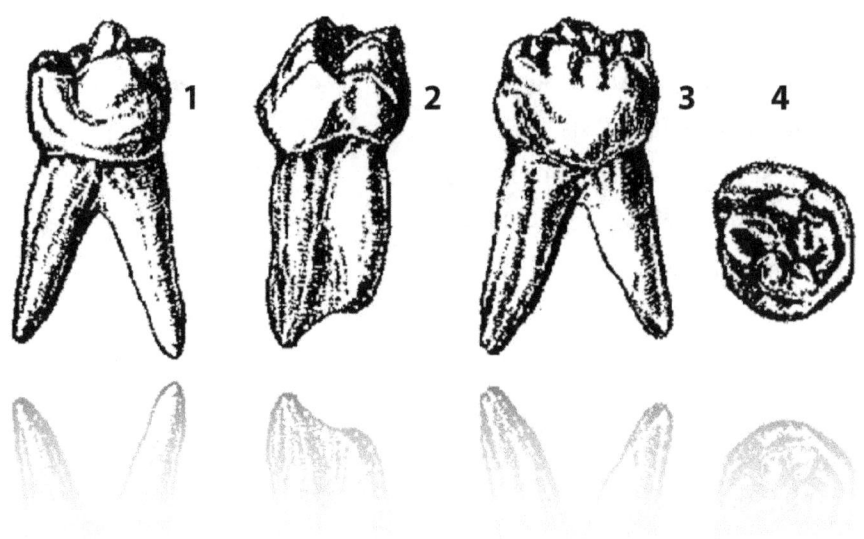

Abb. 55 Zweiter unterer Milchmolar (rechts) 916 849 319 496:
1 – vestibuläre Fläche 514 217 218 494
2 – mesiale Fläche 584 564 819 718
3 – linguale Fläche 496 549 891 548
4 – Kaufläche 649 817 918 491

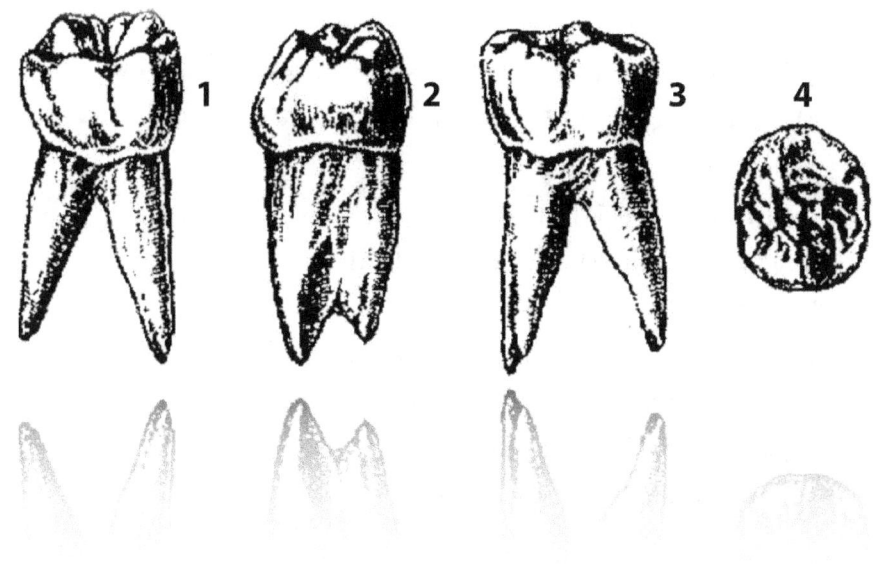

Organe der Mundhöhle

Abb. 56 Lip 498 718 494 814:

1 – Innenseite der Lippe (Mundhöhle) 496 849 316 714

2 – Submukosa (Unterschleimhautbindegewebe) 498 516 219 314

3 – Mukosa (Schleimhaut) 589 641 218 549

4 – Vermilion 598 714 219 674

5 – Lippenarterie 598 541 219 491

6 – Ringmuskel des Mundes 548 321 818 221

7 – Epidermis 598 718 889 888

8 – subdermales Fettgewebe 594 817 549 164

9 – Geschmacksdrüsen 198 016 219 491

10 – Speicheldrüsen 584 106 294 647

11 – Außenseite der Lippe (Haut) 319 891 498 647

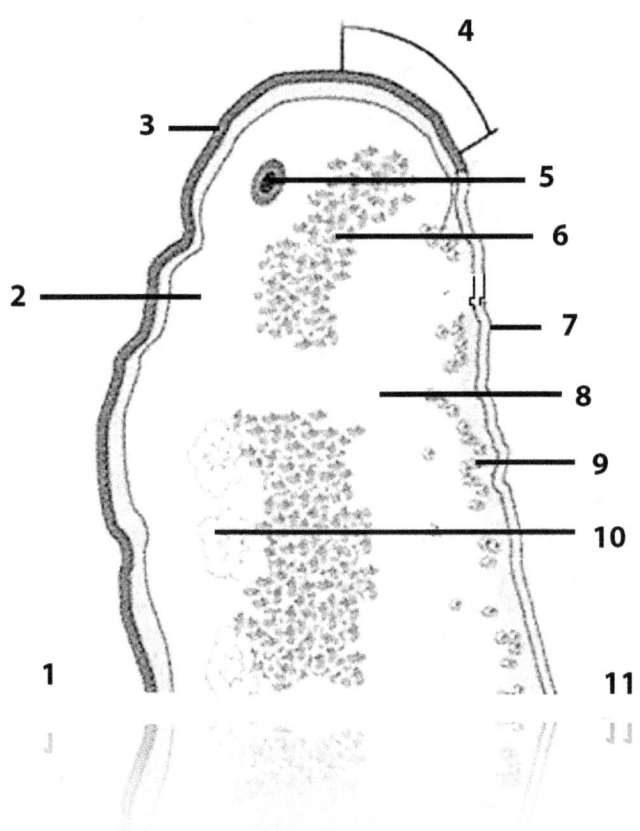

© Грабовой Г.П. 2002

Abb. 57 Mundhöhle und Schlund 489 461 319 891:

1 – oberer Zahnbogen 514 618 519 714

2 – Gaumennaht 318 549 219 641

3 – hinterer Gaumenbogen 549 174 819 714

4 – Gaumenmandel 514 218 319 671

5 – vorderer Gaumenbogen 479 604 594 219

6 – Zungenrücken 489 617 218 481

7 – unterer Zahnbogen 518 317 219 416

8 – Unterlippe 549 618 317 491

9 – Schlund 584 317 894 517

10 – Vereinigungsstelle der Lippen 584 316 318 497

11 – Gaumenzäpfchen (Uvula) 314 841 219 647

12 – weicher Gaumen 549 561 718 649

13 – harter Gaumen 564 817 219 481

14 – Oberlippe 314 816 319 471

15 – Vorwölbung der Oberlippe 648 716 498 721

16 – Rinne inmitten der Oberlippe (Philtrum) 642 148 894 216

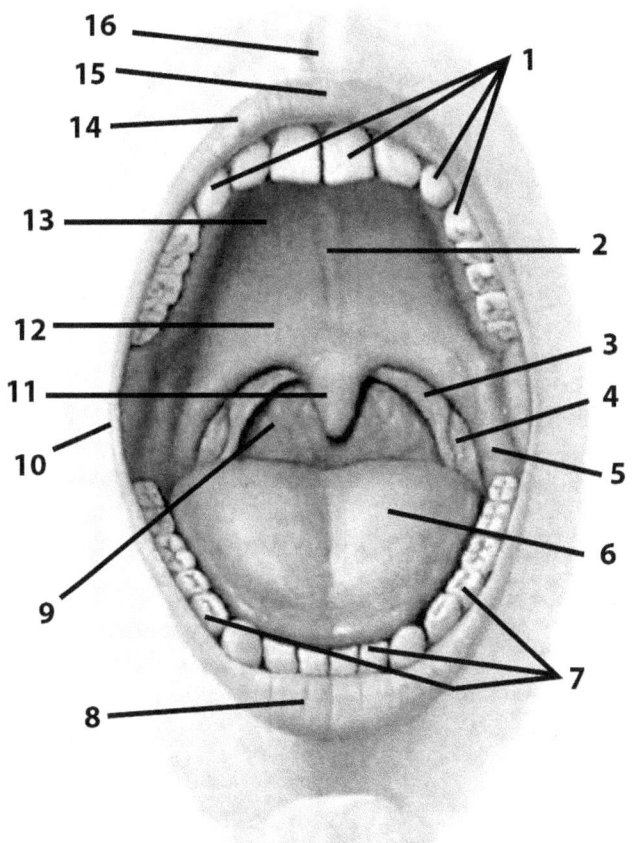

Abb. 58 Mundhöhle 498 641 918 974 (Ansicht von vorne. Angehobene Zunge. Materie unter der Schleimhaut):

1 – oberes Lippenbändchen 498 691 719 497

2 – Zahnfleisch des Oberkiefers 898 691 319 497

3 – vordere Zungenspeicheldrüse 486 194 718 541

4 – Zungennerv 214 318 714 818

5 – unterer Zungenlängsmuskel 319 648 319 781

6 – Zungenbändchen 316 584 219 671

7 – Unterzungenspeicheldrüse 849 671 219 371

8 – Unterkieferspeichelgang 896 318 316 948

9 – Zahnfleisch des Unterkiefers 519 318 219 641

10 – unteres Lippenbändchen 318 364 891 871

11 – Unterzungenwärzchen 894 217 248 564

12 – Mundboden (Diaphragma) 548 612 016 498

13 – Unterzungenfalte 421 649 198 791

14 – Zungenunterfläche 219 064 284 714

15 – Fransenfalte 891 316 219 714

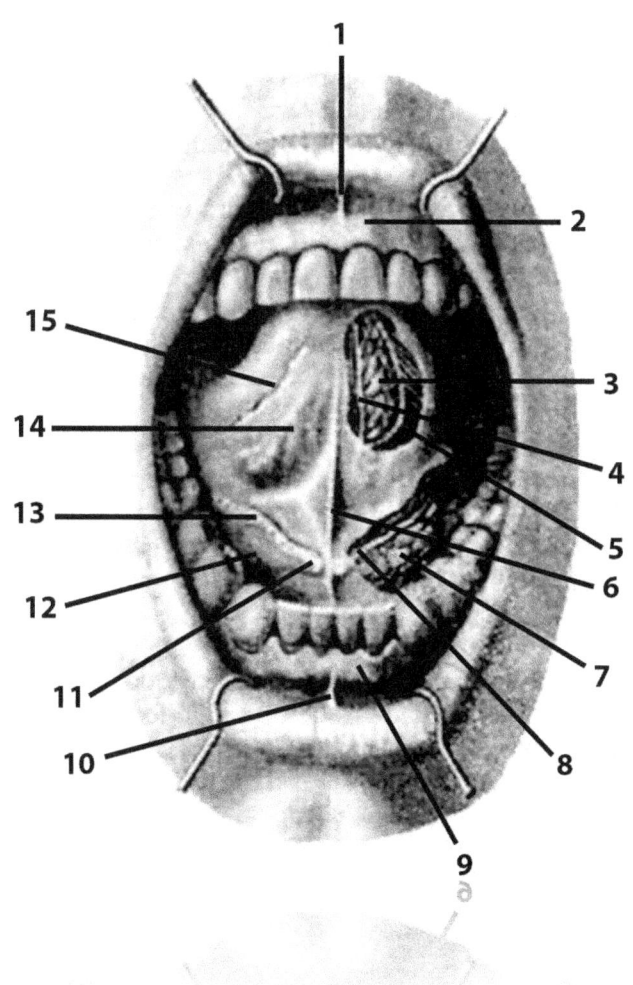

Abb. 59 Zunge 398 716 219 841:

1 – Gaumenmandel 514 218 319 671

2 – Zungenmandel 498 791 648 219

3 – Blätterpapillen 418 644 319 515

4 – Fadenpapillen 589 617 298 471

5 – Wallpapillen 891 319 481 617

6 – pilzförmige Papillen 314 218 914 888

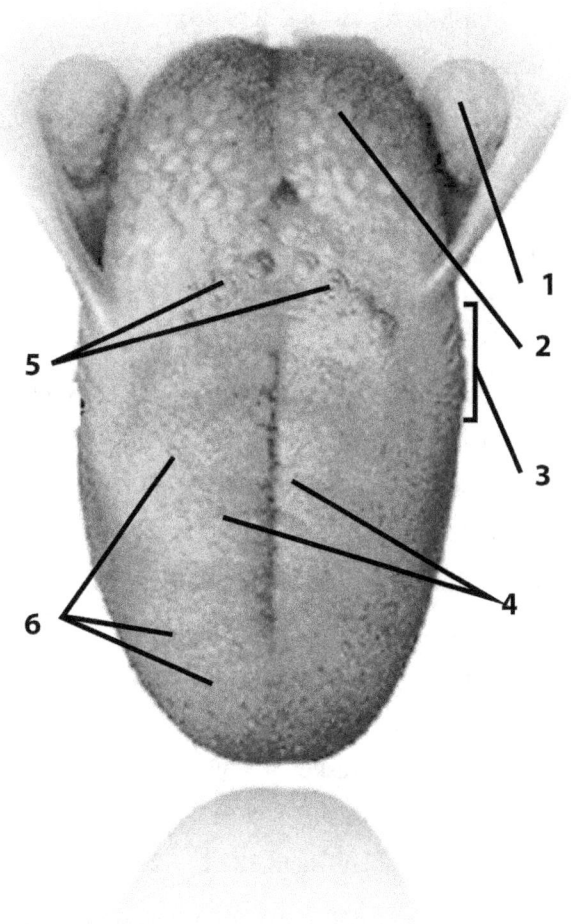

Kau- und mimische Muskulatur

Abb. 60 Zungenmuskeln 594 218 598 641 (Ansicht von rechts.
Materie hinter der rechten Hälfte des Unter- und Oberkiefers):

1 – Gaumen-Zungen-Muskel 194 891 319 491
2 – weicher Gaumen 549 561 718 649
3 – Zunge 398 716 219 841
4 – harter Gaumen 564 817 219 481
5 – Unterkiefer (Ausschnitt) 514 712 814 312
6 – Kinn-Zungen-Muskel 218 614 319 718
7 – unterer Zungenlängsmuskel 319 648 319 781
8 – Zungenbein 549 316 219 841
9 – medialer Schildknorpel- Zungenbein-Band (Lig. thyrohyoideum medianum) 598 617 219 641
10 – Schildknorpel 549 891 364 218
11 – unterer Schlundschnürer 584 216 234 271
12 – Schildknorpel-Zungenbein-Membran 584 691 219 478
13 – Knorpel-Zungen-Muskel 594 281 319 641
14 – Zungenbein-Zungen-Muskel (M.hypoglossus) 814 316 498 384
15 – mittlerer Schlundschnürer 548 314 894 851
16 – Griffelfortsatz-Zungen-Muskel 584 391 314 891
17 – Griffelfortsatz-Rachen-Muskel 598 617 218 491
18 – Griffelfortsatz-Zungenbein-Band 584 217 278 061
19 – oberer Schlundschnürer 348 541 618 714

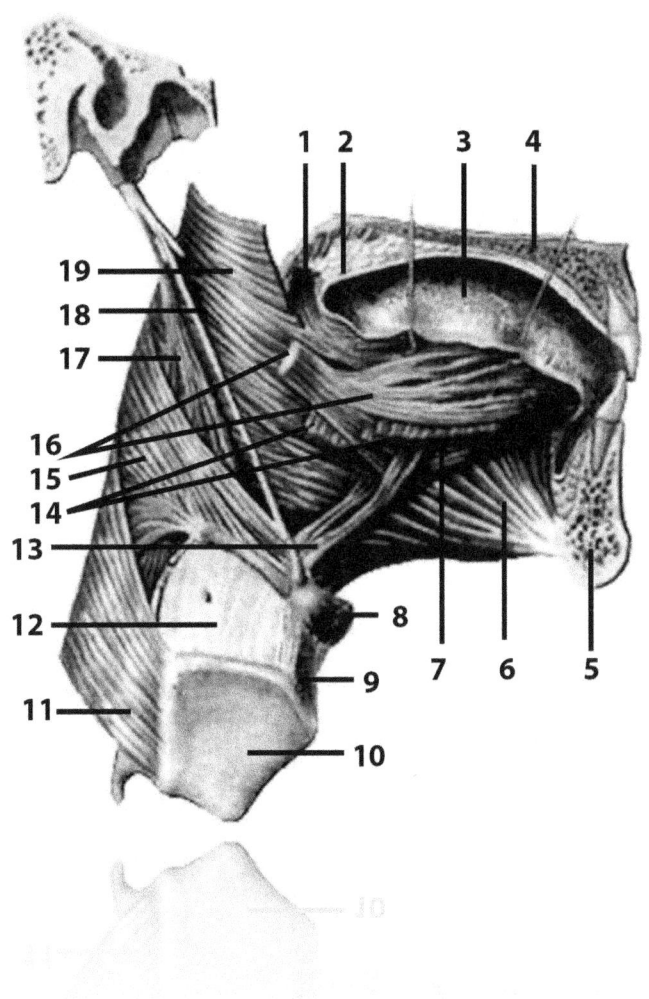

© Грабовой Г.П. 2002

Oberflächliche mimische Gesichtsmuskeln 219 317 914 817
(Teil 1, Abb. 102)

Mimischen Muskeln (Ansicht von vorne) 598 641 398 719
(Teil 1, Abb. 103)

Tiefe mimischen Muskeln 328 721 428 919
(Teil 1, Abb. 104)

Kaumuskeln 519 314 819 214
(Teil 1, Abb. 105)

Kiefergelenk

Abb. 61 Kiefergelenk (sagittaler Schnitt):
1 – Gelenkfortsatz des Unterkiefers (Processus condylares)
   891 319 898 789
2 – Gelenkköpfchen des Unterkiefers 548 321 848 721
3 – Gelenkkapsel 498 641 718 491
4 – äußerer Gehörgang 519 421 919 811
5 – Knorpelscheibe (Discus) im Kiefergelnk 894 516 219 497
6 – Unterkiefergrube 558 912 918 222
7 – Gelenkhöckerchen 288 412 298 322
8 – lateraler Flügelmuskel 219 214 319 214
9 – Schläfenbeinfortsatz des Jochbeins 694 171 219 548
10 – Kronfortsatz des Unterkiefers 528 317 918 228

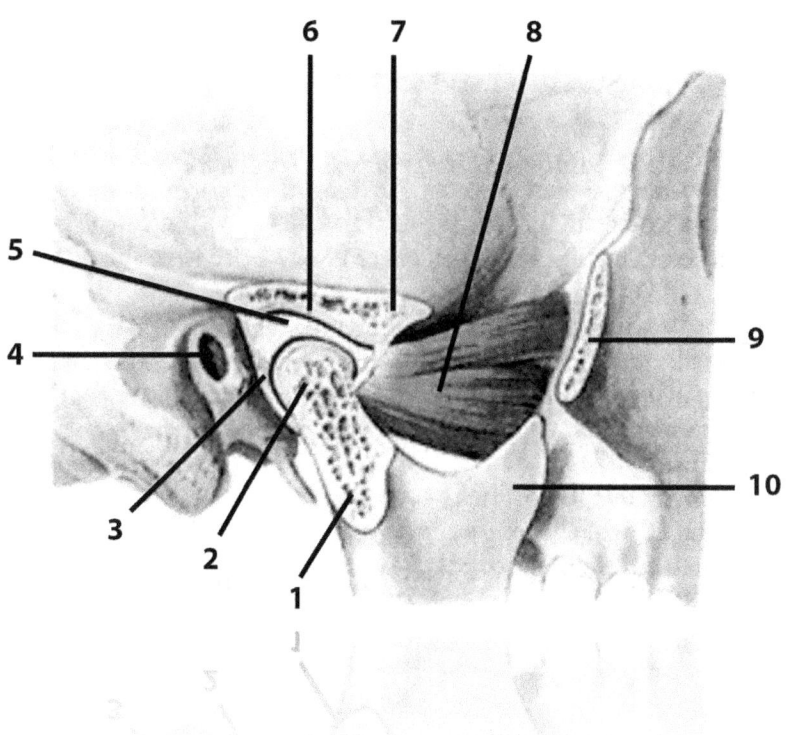

Abb. 62 Bänder des Kiefergelenks
819 491 319 848 (Ansicht von medial):

1 – laterales Band (des Kiefergelenks) 519 647 218 541
2 – Kiefergelenkskapsel 498 641 718 491
3 – Keilbeinunterkieferband 584 317 219 497
4 – Griffelunterkieferband 898 514 518 316
5 – Unterkieferöffnung 489 201 319 871
6 – Jochbogen 528 317 918 917
7 – Keilbeinhöhle 584 217 319 841
8 – Hypophysengrube (des Türkensattel) 519 317 919 218

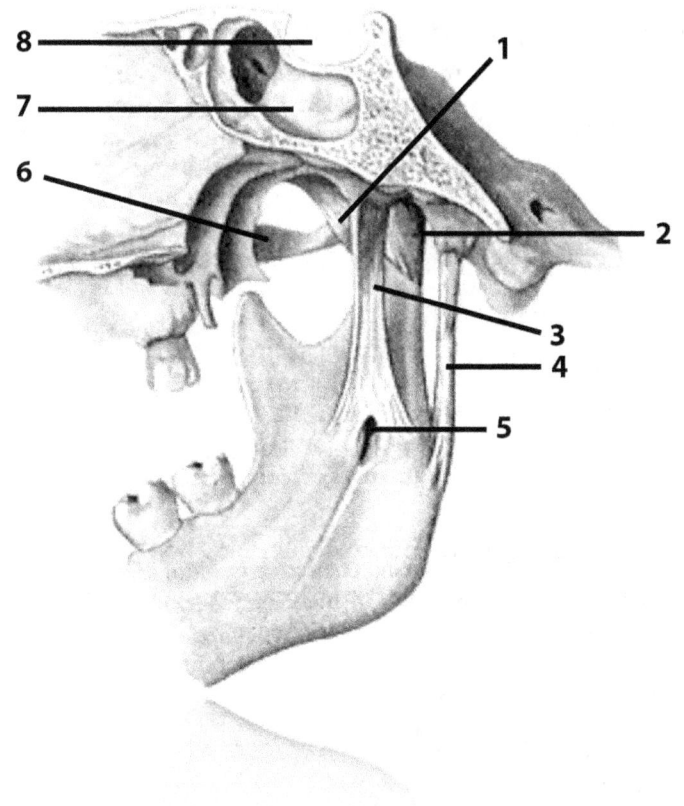

© Грабовой Г.П. 2002

Drüsen des Mundvorhofes und der Mundhöhle 498 617 219 491

Abb. 63 Drüsen des Mundvorhofes und der Mundhöhle 498 617 219 491 (Ansicht von rechts):
1 – Ohrspeicheldrüse (Parotis) 194 817 219 418
2 – Ohrspeicheldrüsengang 218 491 619 317
3 – zusätzliche Ohrspeicheldrüse (glandula parotis accessoria) 514 816 719 497
4 – Backenmuskel 549 317 849 217
5 – Mahlzahndrüsen 514 817 219 498
6 – Wangendrüsen 548 742 819 461
7 – Lippenspeicheldrüsen 548 649 319 817
8 – Oberlippe 314 816 319 471
9 – Zunge 398 716 219 841
10 – Zungenspitzendrüse 486 194 718 541
11 – Unterlippe 549 618 317 491
12 – Unterzungenwärzchen 894 316 598 718
13 – Hauptausführungsgang der Unterzungendrüse 548 717 219 418
14 – kleinere Ausführungsgänge der Unterzungenspeicheldrüsen 498 641 318 374
15 – Unterkiefer 514 712 814 312
16 – Kinn-Zungen-Muskel (M.genioglossus) 218 614 319 718
17 – Unterzungenspeicheldrüse 849 671 219 371
18 – Kieferzungenbeinmuskel (M.mylohyoideus) 498 541 316 841
19 – Ausführungsgang der Unterkieferspeicheldrüse 896 318 316 948
20 – Unterkieferspeicheldrüse 498 714 319 481
21 – Griffelzungenbeinmuskel 594 217 298 647

22 – hinterer Bauch des zweibäuchigen Muskels 316 849 918 716
23 – hintere Zungendrüse 314 849 216 371
24 – Unterkiefer 514 712 814 312
25 – Kaumuskel (M. masseter) 598 712 918 212

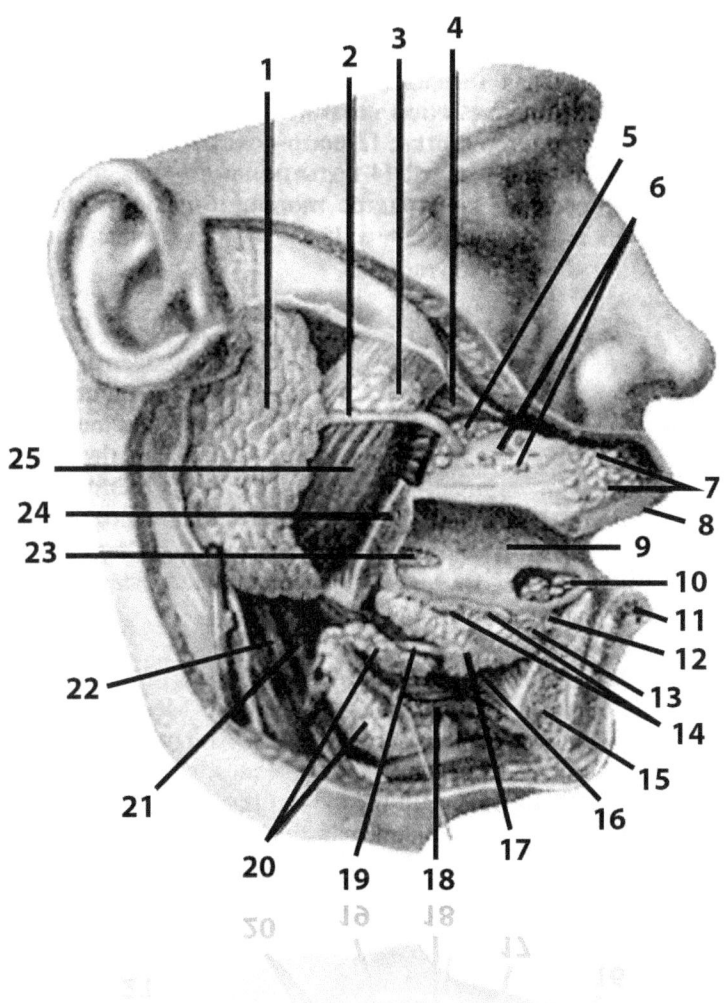

WIRBELSÄULE
GELENKVERBINDUNGEN, BÄNDER UND MUSKELN DER WIRBELSÄULE

Wirbelsäule 214 217 000 819
(Fortsetzung) (Teil 1, Abb. 62)

Abb. 64 Wirbelsäule 214 217 000 819 (Fortsetzung):

A – physiologische Krümmungen der Wirbelsäule 598 614 818 017
   Primäre Krümmungen 319 892 964 718
2 – Kyphose der Brustwirbelsäule 379 491 814 219
4 – Kreuzbeinkyphose 598 061 719 898
   Sekundäre Krümmungen 598 718 419 061
1 – Lordose der Halswirbelsäule 898 716 919 041
4 – Lordose der Lendenwirbelsäule 584 061 718 910
B – Wirbelsäulenkanal 521 314 818 214

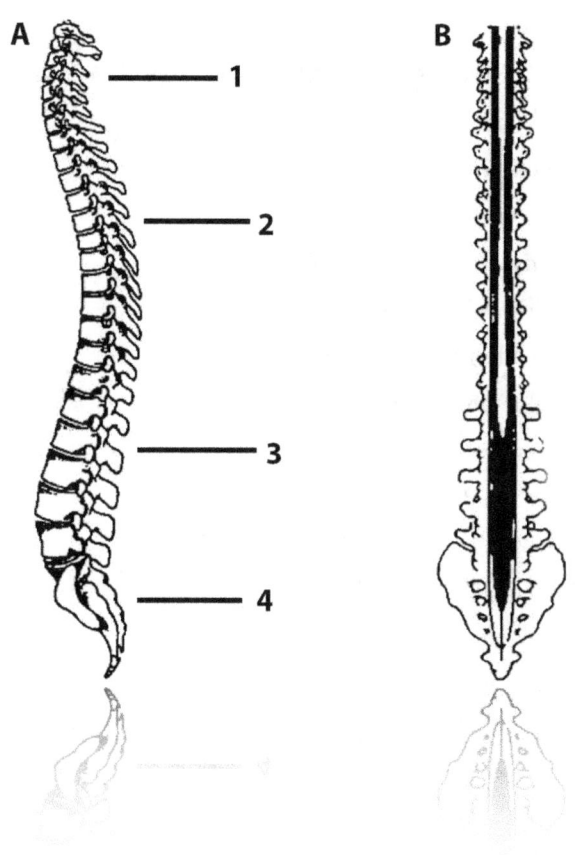

© Грабовой Г.П. 2002

WIRBEL 498 641 319 048

Abb. 65 Erster Halswirbel (Atlas) 914 816 978 496:

A – Ansicht von oben

B – Ansicht von unten

1 – hinterer Höcker 894 217 319 498

2 – hinterer Bogen 894 617 319 497

3 – Zwischenwirbelloch 864 914 898 516

4 – Wirbelschlagaderrinne 749 891 218 641

5 – obere Gelenkfläche 598 691 219 674

6 – Querfortsatzloch 649 581 219 697

7 – Querfortsatz 584 316 918 581

8 – seitliche Masse des Atlas 648 719 218 541

9 – Zahngrube 694 197 289 471

10 – vorderer Höcker 319 691 218 712

11 – vorderer Bogen 649 171 218 641

12 – untere Gelenkgrube 598 317 294 817

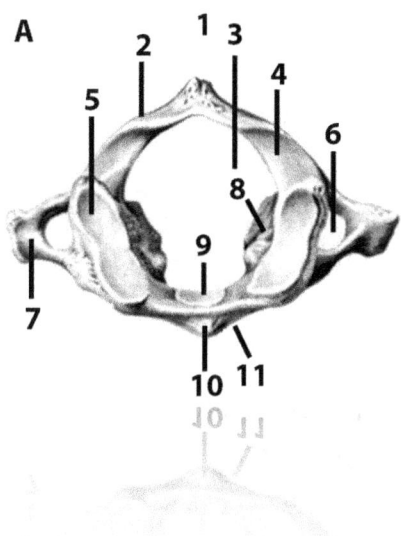

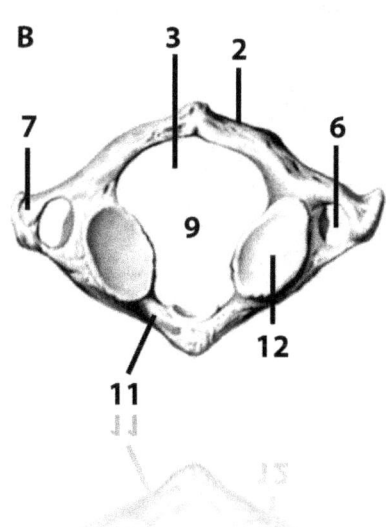

Abb. 66 Zweiter Halswirbel (Axis) 794 218 849 617:
A – Ansicht von vorne
B – Ansicht seitlich
1 – Zahn des Axis (Dens axis) 598 314 219 617
2 – vordere Gelenkfläche 698 591 219 491
3 – Wirbelkörper 598 674 218 514
4 – oberer Gelenkfortsatz 589 491 218 641
5 – Querfortsatz 698 371 294 811
6 – unterer Gelenkfortsatz 541 319 894 361
7 – Wirbelbogen 898 561 219 364
8 – Dornfortsatz 581 319 619 714
9 – hintere Gelenkfläche 598 612 819 498
10 – Querfortsatzloch 594 612 898 714

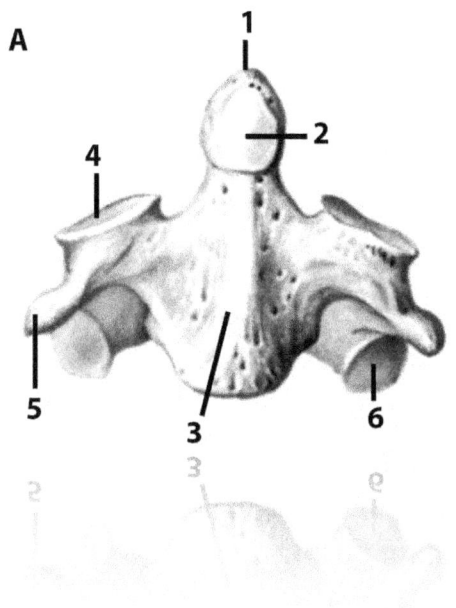

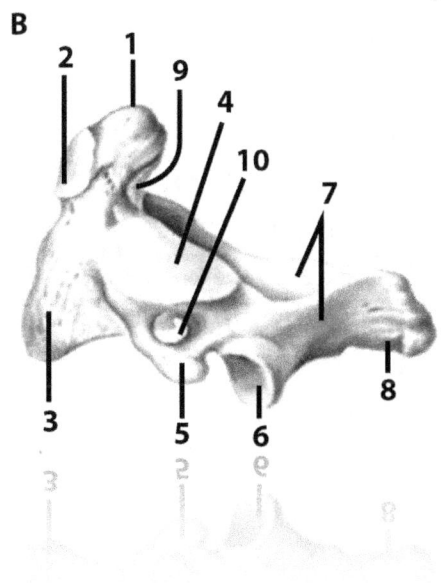

© Грабовой Г.П. 2002

Abb. 67 Halswirbel (Halswirbel III-VI) 498 317 218 641:

A – Ansicht von vorne

B – Ansicht von oben

1 – Dornfortsatz 514 217 218 684

2 – Zwischenwirbelloch 319 648 281 317

3 – Wirbelbogen 094 701 278 649

4 – oberer Gelenkfortsatz 894 361 219 897

5 – Querfortsatz 698 317 298 641

6 – hinterer Höcker des Querfortsatzes 550 694 931 074

7 – vordere Höcker des Querfortsatzes 894 171 219 647

8 – Querfortsatzloch 589 316 298 649

9 – Wirbelkörper 368 174 289 691

10 – unterer Gelenkfortsatz 519 581 314 891

11 – Furche für Spinalnerv 649 718 219 417

12 – hackenförmiger Fortsatz des Wirbelkörpers 689 517 219 618

13 – oberer Wirbeleinschnitt 216 541 319 714

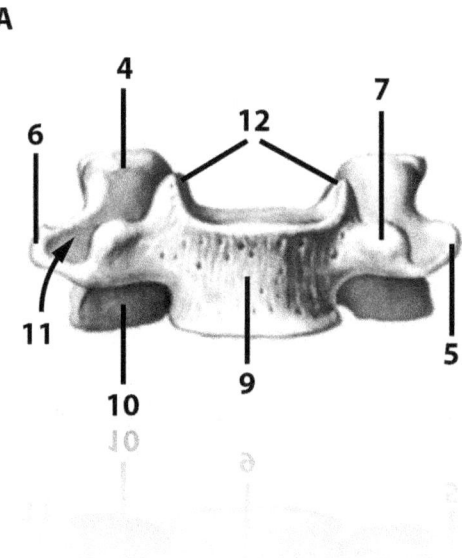
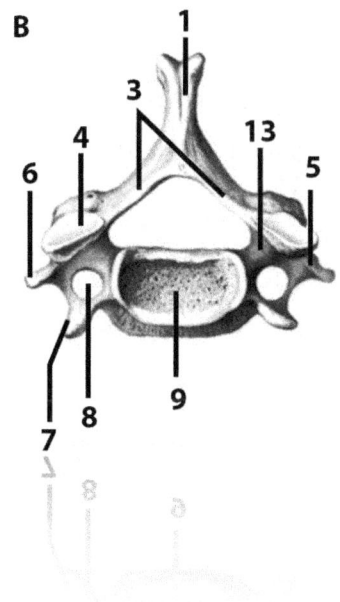

© Грабовой Г.П. 2002 153

Abb. 68 7. Halswirbel 319 648 519 647:

A – seitliche Ansicht

B – Ansicht von oben

1 – oberer Gelenkfortsatz 584 216 549 617

2 – oberer Wirbeleinschnitt 594 691 798 714

3 – Wirbelkörper 918 694 319 896

4 – Querfortsatz 698 712 319 641

5 – unterer Wirbeleinschnitt 549 598 694 714

6 – unterer Gelenkfortsatz 548 217 219 691

7 – Dornfortsatz 591 316 214 278

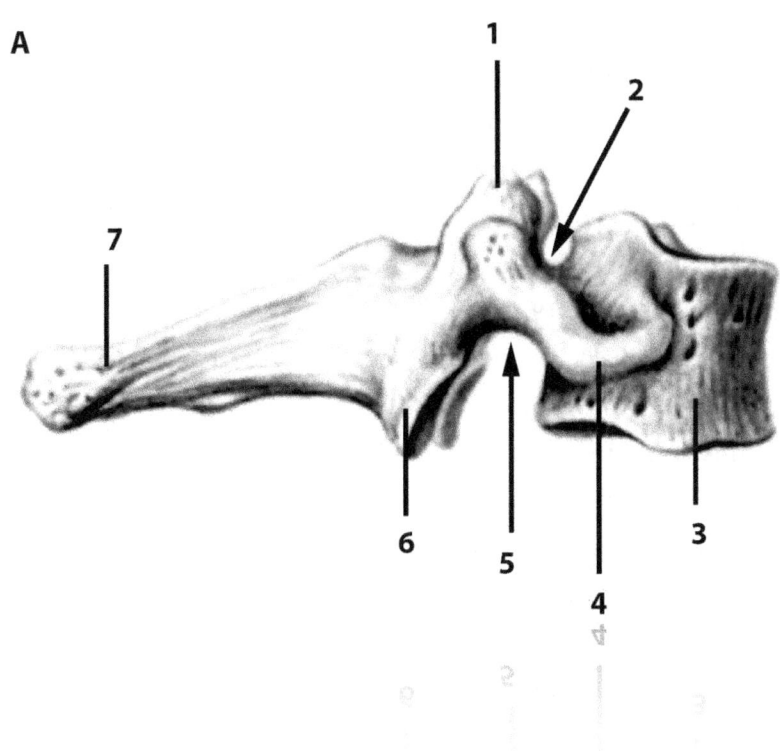

Abb. 69 Brustwirbel 542 317 212 227:

A – Ansicht von oben

B – seitliche Ansicht

1 – Dornfortsatz 518 617 218 141

2 – Wirbelbogen 648 549 819 712

3 – Querfortsatz 598 642 319 811

4 – Zwischenwirbelloch 798 621 319 416

5 – Wirbelbogenfüßchen 498 317 218 217

6 – Wirbelkörper 517 219 319 617

7 – obere Gelenkfläche für die Rippe am Wirbelkörper 549 312 814 212

8 – oberer Gelenkfortsatz 219 715 319 215

9 – Gelenkfläche für die Rippe am Querfortsatz 821 319 921 819

10 – Platte des Wirbelbogens 514 218 619 719

11 – oberer Wirbeleinschnitt 598 641 398 011

12 – untere Gelenkfläche für die Rippe am Wirbelkörper 019 712 219 312

13 – unterer Wirbeleinschnitt 512 314 812 214

14 – unterer Gelenkfortsatz 528 644 328 016

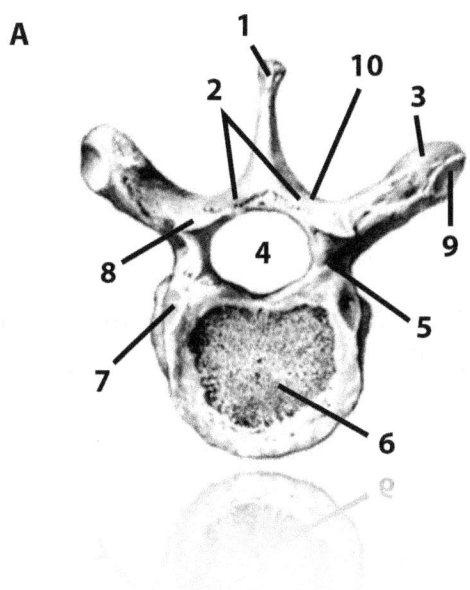

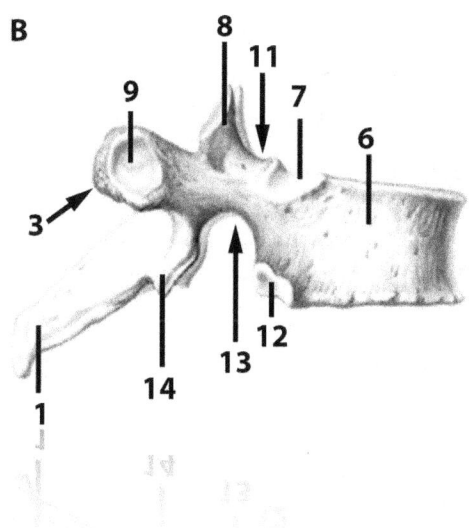

Abb. 70 Brustwirbel XII (Brustwirbel XI-XII)
(seitliche Ansicht) 496 819 318 514:

1 – Dornfortsatz 314 815 619 718
2 – Querfortsatz 218 316 514 471
3 – Wirbelkörper 364 819 519 614
4 – Gelenkfläche für die Rippe 818 542 617 218
5 – oberer Gelenkfortsatz 514 618 019 008
6 – oberer Wirbeleinschnitt 194 691 298 511
7 – unterer Wirbeleinschnitt 584 317 218 584
8 – unterer Gelenkfortsatz 549 613 219 814
9 – Zusatzfortsatz 319 684 218 514
10 – Zitzenfortsatz 819 617 218 419

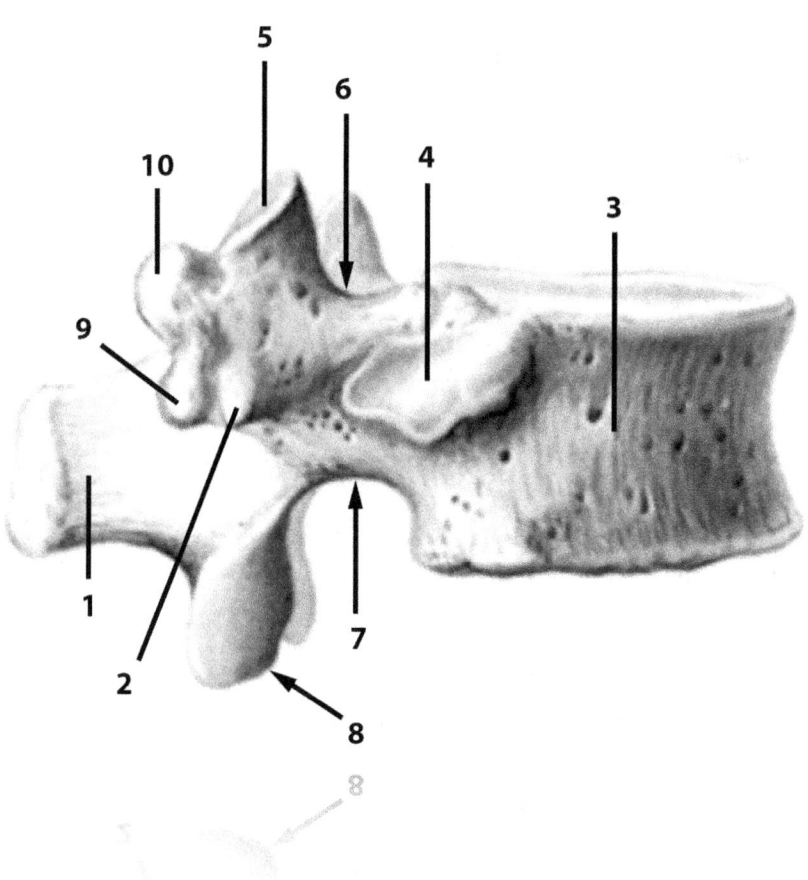

Abb. 71 Lendenwirbel 618 513 219 418:

A – Ansicht von oben

B – seitliche Ansicht

C – Ansicht von hinten

1 – Dornfortsatz 513 219 813 919

2 – Wirbelbogen 391 498 016 217

3 – unterer Gelenkfortsatz 549 316 218 494

4 – oberer Gelenkfortsatz 519 617 299 017

5 – Zitzenfortsatz 918 217 319 817

6 – Zusatzfortsatz 518 431 219 917

7 – Gelenkfläche für die Rippe 317 814 214 917

8 – Zwischenwirbelloch 828 317 918 217

9 – Wirbelbogenfüßchen 498 317 218 217

10 – Wirbelkörper 598 641 319 071

11 – oberer Wirbeleinschnitt 518 491 316 498

12 – unterer Wirbeleinschnitt 549 617 219 811

13 – Zwischenwirbelloch (Projektion) 828 317 918 217

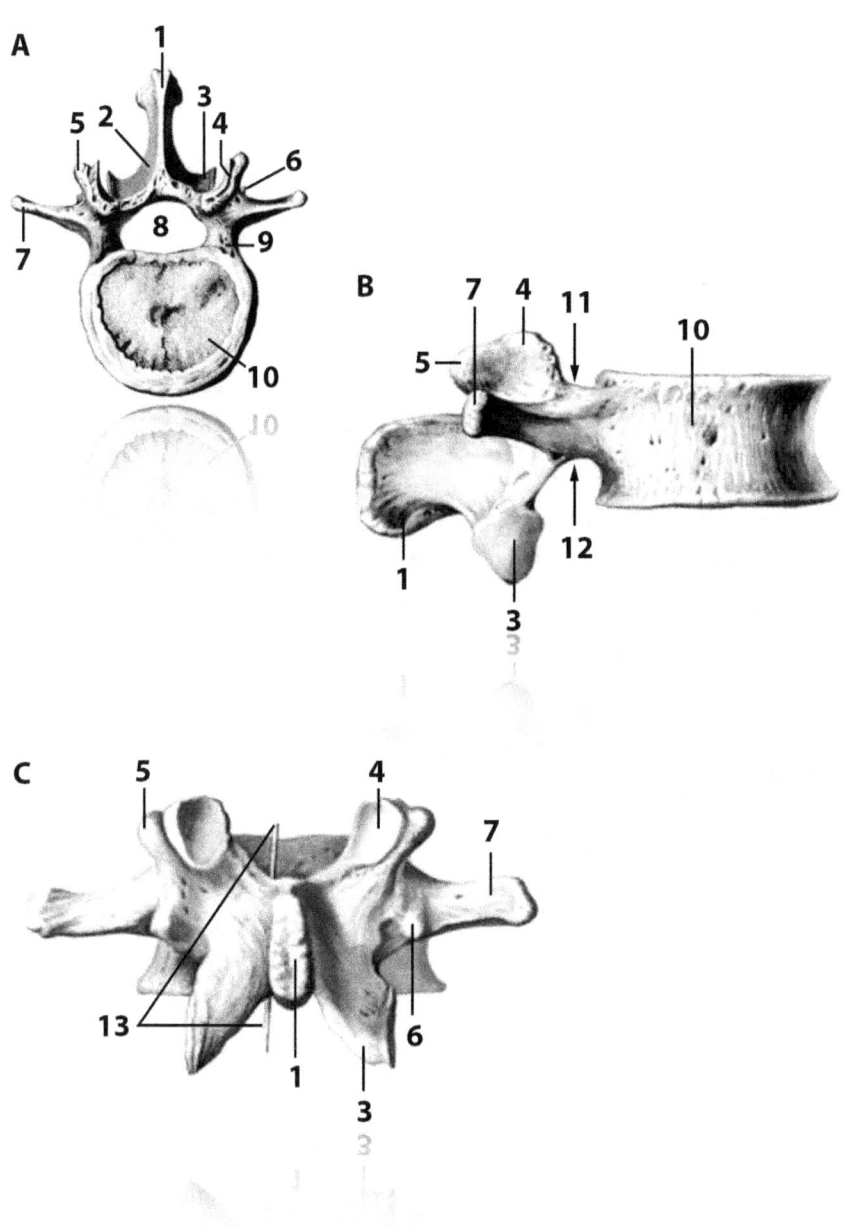

© Грабовой Г.П. 2002

Abb. 72 Kreuzbein 514 716 814 226
(Ansicht von vorne, Beckenoberfläche):

1 – Basis des Kreuzbeins 519 614 319 812
2 – oberer Gelenkfortsatz 519 328 919 228
3 – lateraler Abschnitt 319 712 919 212
4 – Verschmelzungslinien 428 213 328 333
5 – vordere Kreuzbeinlöcher 489 213 217 289
6 – Kreuzbeinspitze 408 217 229 327
7 – Kreuzbeinflügel 519 618 514 217
8 – Kreuzbeinwirbel 584 317 218 498

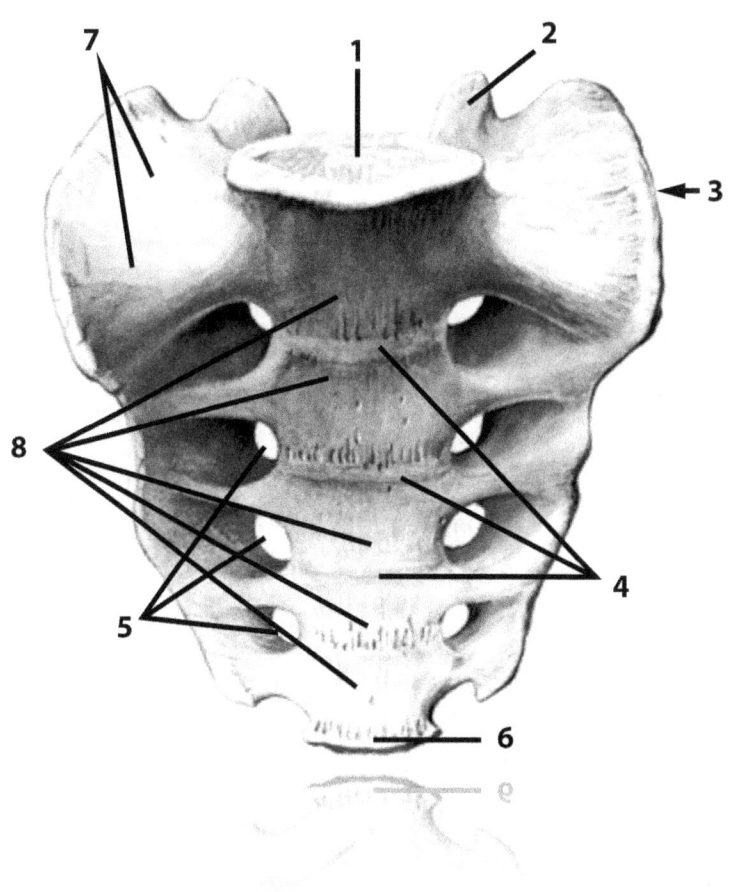

Abb. 73 Kreuzbein 514 716 814 226:

A – Ansicht von hinten (dorsale Fläche)

B – seitliche Ansicht

C – Ansicht von innen im medialen Längsschnitt

1 – Kreuzbeinkanal (obere Öffnung) 594 647 289 391

2 – oberer Gelenkfortsatz 519 328 919 228

3 – raue Fläche des Kreuzbeins 498 316 219 471

4 – ohrähnliche Gelenkfläche 594 561 378 541

5 – lateraler Kreuzbeinkamm 584 816 219 471

6 – mittelständiger Kreuzbeinkamm 319 641 281 491

7 – untere Öffnung des Kreuzbeinkanals 316 218 319 091

8 – Kreuzbeinhörner 019 001 849 471

9 – dorsale (hintere) Kreuzbeinöffnungen 698 041 278 914

10 – mittelständiger Kreuzbeinkamm 518 691 298 741

11 – Basis des Kreuzbeins 519 614 319 812

12 – Kreuzbeinspitze 408 217 229 327

13 – Kreuzbeinkanal 584 621 319 647

14 – vordere Kreuzbeinöffnungen 489 213 217 289

15 – Zwischenwirbellöcher 584 101 294 988

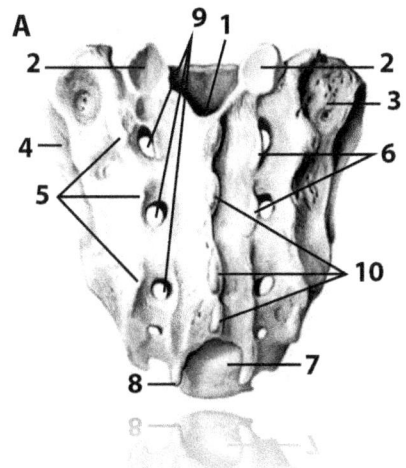
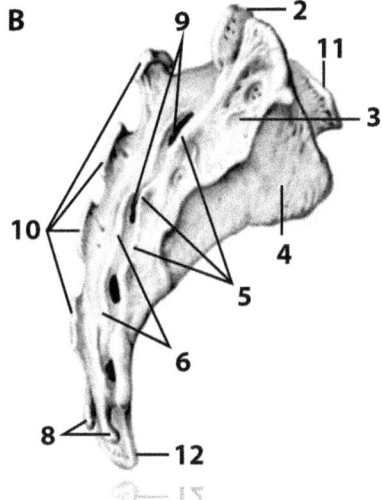
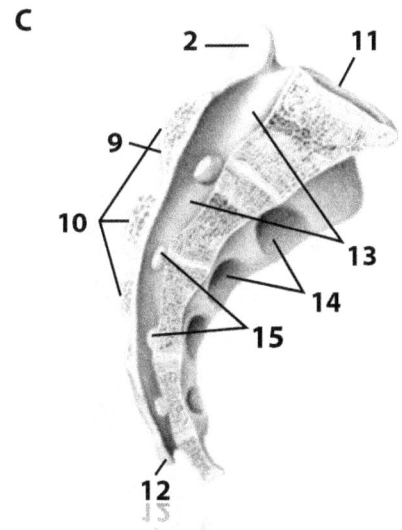

© Грабовой Г.П. 2002

Becken 584 316 719 041

**Rechtes Hüftbein (Ansicht von lateral)
214 317 918 227 (Teil 1, Abb. 89A)**

**Rechtes Hüftbein (Ansicht von medial)
214 317 918 227 (Teil 1, Abb. 89B)**

Steißbein 519 513 819 213 (Teil 1, Abb. 59)

© Грабовой Г.П. 2002

Bewegungssegment der Wirbelsäule 714 986 219 694

Abb. 74 Bewegungssegment der Wirbelsäule 714 986 219 694:
1 – Nervenwurzel 519 691 219 814
2 – Rückenmark 314 218 814 719
3 – Zwischenwirbelloch 517 218 916 284
4 – Bandscheibe 648 217 398 491
5 – Wirbelkörper 849 161 219 711

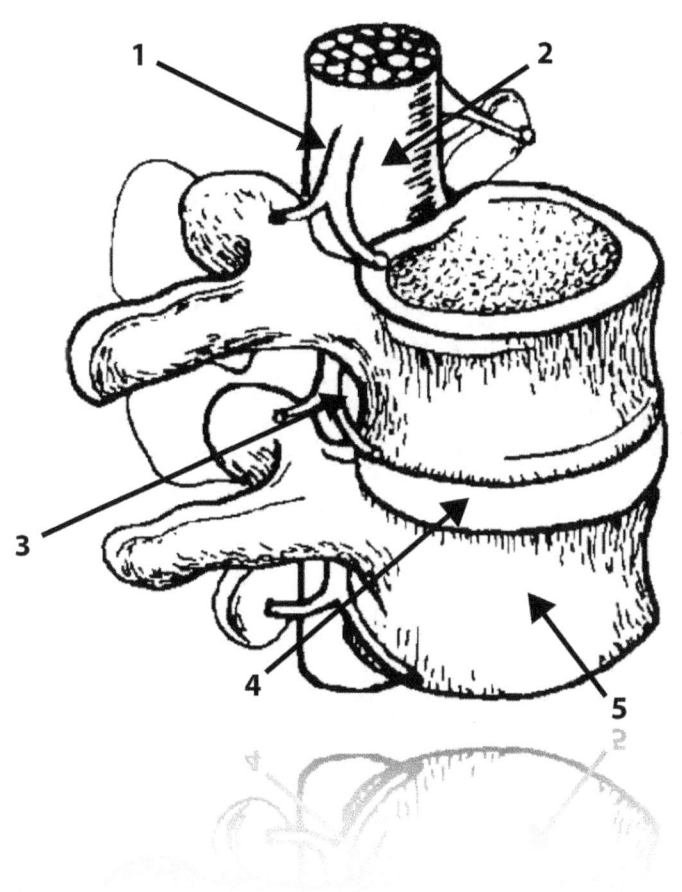

© Грабовой Г.П. 2002

Muskeln und Bänder der Wirbelsäule 549 641 894 217
Verbindungen der Wirbelsäule 894 216 819 048
Syndesmosen (Bandhaften) der Wirbelsäule 398 947 019 818
Synchondrosen der Wirbelsäule 519 312 498 061
Gelenke der Wirbelsäule 719 891 498 061

Abb. 75 Verbindungen zwischen den Wirbeln (sagittale Projektion auf der Ebene der zwei Lendenwirbeln) 498 641 917 218:

A – intervertebrale Symphyse 898 064 317 219

B – Wirbelbogengelenk 598 071 319 481

1 – Wirbelkörper 598 641 319 071

2 – Gallertkern der Bandscheibe 514 891 518 316

3 – vorderes Längsband 689 174 219 814

4 – Faserring der Bandscheibe 498 716 219 714

5 – oberer Gelenkfortsatz des Lendenwirbels 519 617 299 017

6 – hinteres Längsband 548 691 218 781

7 – Zwischenwirbelloch des Lendenabschnitts der Wirbelsäule 916 048 219 491

8 – gelbes Band (Lig. flavum) 549 488 194 016

9 – Gelenkkapsel des (intervertebralen) Wirbelbogengelenks 364 198 278 471

10 – Zwischendornfortsatzband 368 142 894 216

11 – Dornfortsatzband 890 149 540 691

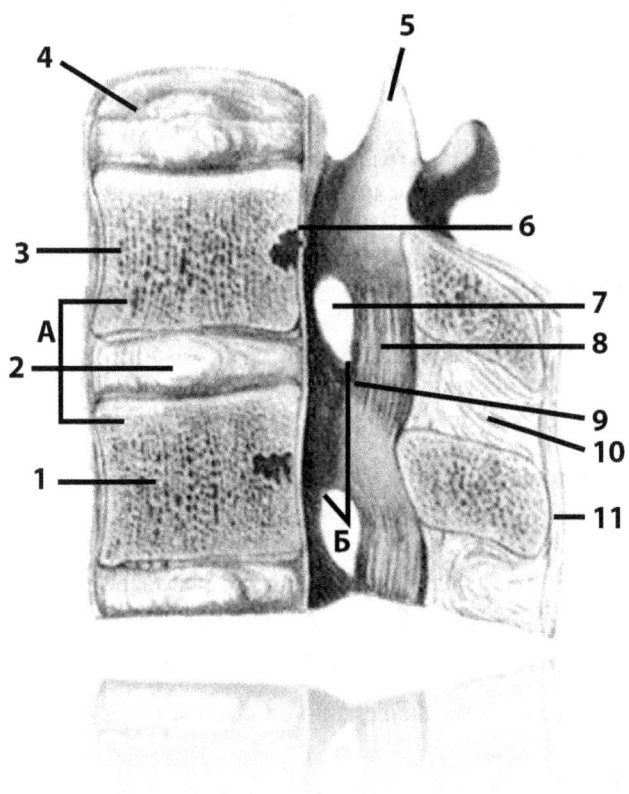

© Грабовой Г.П. 2002

Abb. 76 Verbindungen zwischen Hinterhauptbein und den Halswirbeln I-II 379 814 919 718:

1 – Querband des ersten Halswirbels 589 061 319 498

2 – Hinterhauptbein 214 712 219 312

3 – Atlanto-okzipital-Gelenk 591 048 319 491

4 – I Halswirbel 914 816 978 496

5 – Kreuzbein des Atlas 618 717 919 064

6 – II Halswirbel 794 218 849 617

7 – Flügelband 598 019 318 941

8 – Längsbündel 541 061 719 801

9 – Deckmembran 391 848 319 064

10 – Band der Zahnspitze 718 391 898 491

11 – Zahn (Dens) des Axis 598 314 219 617

12 – Abhang der Schädelbasis 319 778 219 228

13 – laterales atlanto-axiales Gelenk 719 891 906 217

14 – mediales atlanto-axiales Gelenk 598 089 319 641

15 – Gelenkhöhle des medialen atlanto-axialen Gelenkes 489 061 918 217

16 – hinteres Querband 384 619 818 061

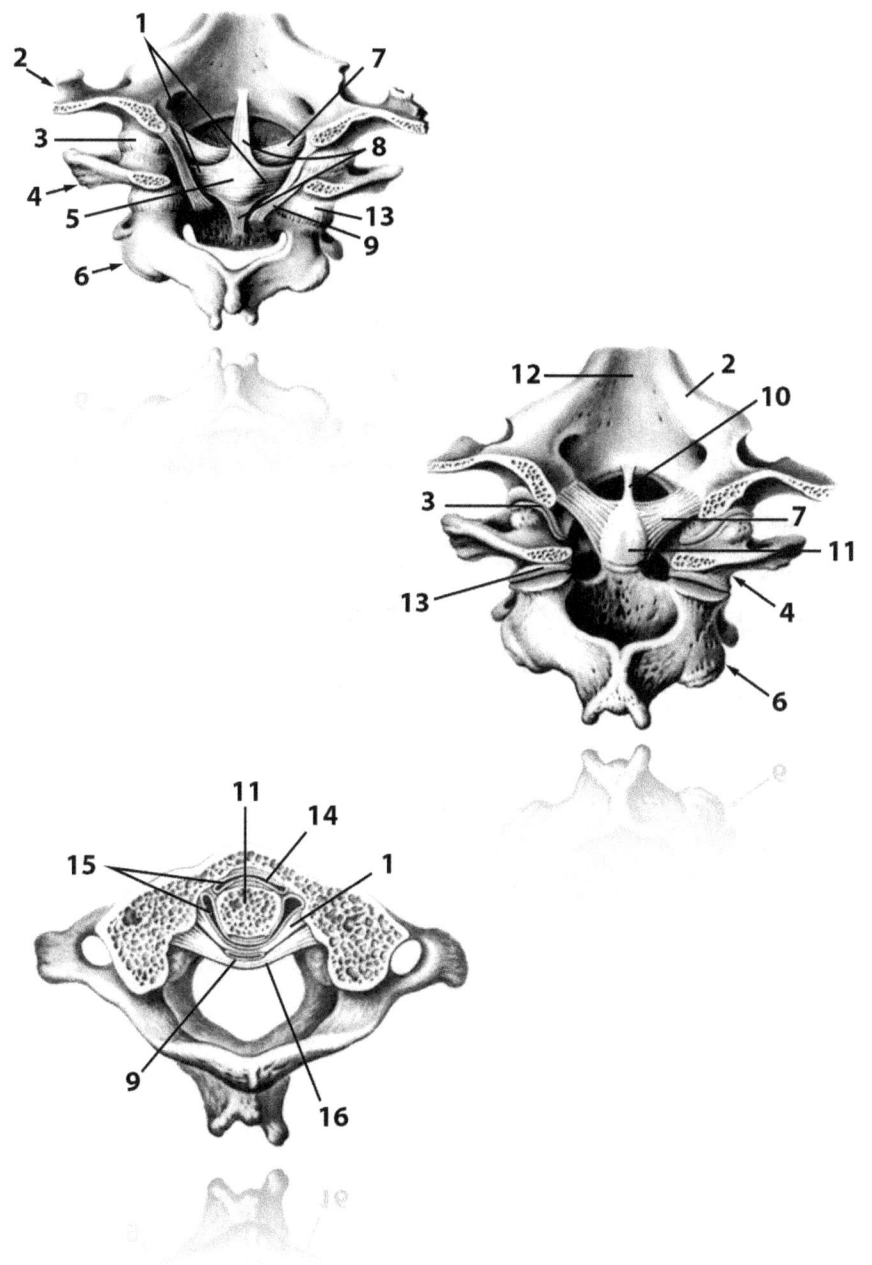

© Грабовой Г.П. 2002 177

Abb. 77 Bänder der Halswirbel und des Hinterhauptbeins 718 119 498 064:

1 – hintere Atlas-Hinterhauptbein-Membran 598 817 319 048
2 – Nackenband 517 319 049 811
3 – vorderes Atlas-Hinterhauptband 490 391 849 061
4 – vordere Atlas-Hinterhauptbein-Membran 598 601 819 317
5 – I Halswirbel 914 816 978 496
6 – laterales Atlas-Axis-Gelenk 719 891 906 217
7 – Hinterhauptbein 214 712 219 312
8 – laterales Atlas-Hinterhauptbein-Band 974 217 298 041
9 – II Halswirbel 794 218 849 617
10 – gelbes Band 549 488 194 016

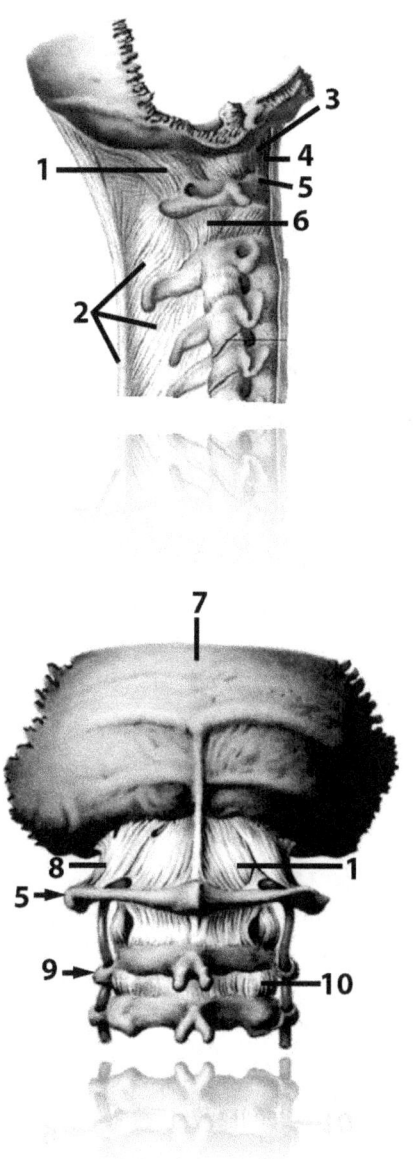

© Грабовой Г.П. 2002

Abb. 78 Bänder der Wirbelsäule (Brustabschnitt)
und Rippen-Wirbel-Gelenke 514 891 219 478:
1 – Band des Rippenhöckerchens 698 714 219 811
2 – supraspinal ligament 890 149 540 691
3 – gelbes Band 549 488 194 016
4 – Rippen-Querfortsatz-Band 948 691 219 794
5 – laterales Rippen-Querfortsatz-Band 894 691 217 474
6 – Zwischenquerfortsatzband 514 692 899 714
7 – innere Zwischenrippenmembran (Membrana intercostalis interna) 598 726 319 491

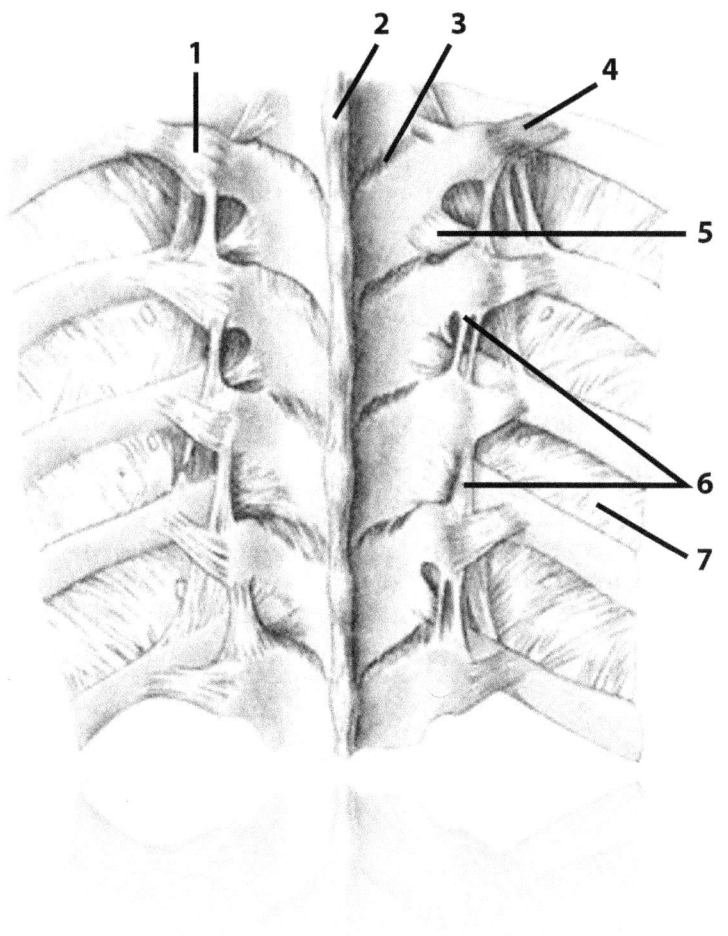

Abb. 79 Bandscheibe 648 217 398 491:
1 – Gallertkern (Nucleus pulposus) 514 891 518 316
2 – Faserring (Anulus fibrosus) 498 716 219 714

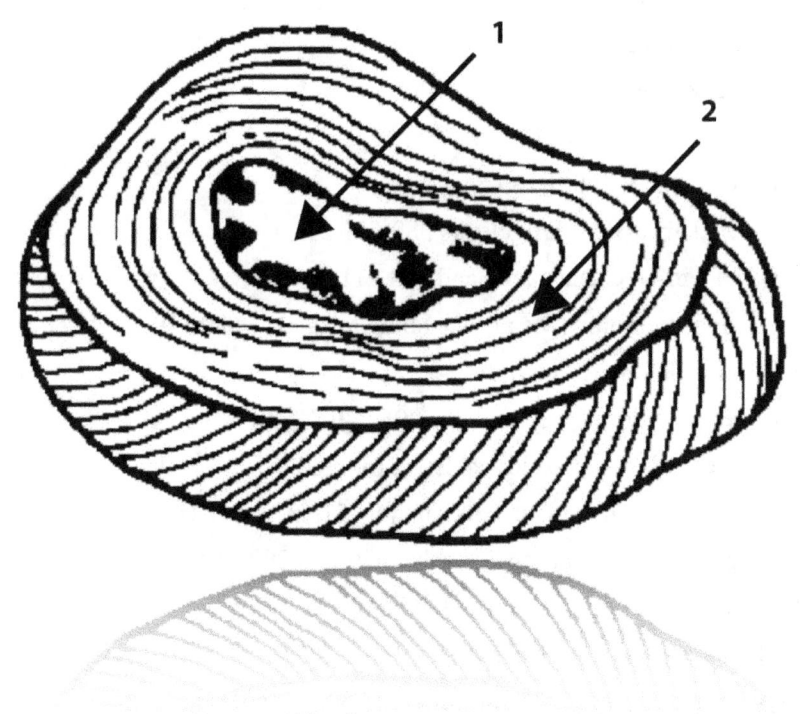

© Грабовой Г.П. 2002

183

Bänder des Beckens und Hüftgelenks 498 641 798 478

Abb. 80 Bänder des Beckens und Hüftgelenks 498 641 798 478:
A – Ansicht von vorne
1 – IV Lendenwirbel 467 198 219 481
2 – vorderes Querband 848 471 219 819
3 – Hüft-Lenden-Band 319 641 289 798
4 – Leistenband 949 641 289 541
5 – Gelenkkapsel des Hüftgelenks 589 671 218 498
6 – Darmbein-Oberschenkel-Band 364 911 894 564
7 – Hüftlochmembran (Membrana obturatoria) 312 689 319 716
8 – Schambeinfuge (Symphyse) 368 214 598 471
9 – Bogenband der Schambeinfuge 496 549 718 614
10 – oberes Schambeinband 894 216 218 498
11 – großer Rollhügel (Trochanter major) 519 814 089 319
12 – vorderer oberer Darmbeinstachel 379 041 298 517
13 – ventrales Kreuz-Darmbein-Band 589 491 291 478
14 – Lenden-Kreuzbein-Gelenk 591 071 298 498
15 – vorderes Kreuz-Steißbein-Band 578 601 949 011

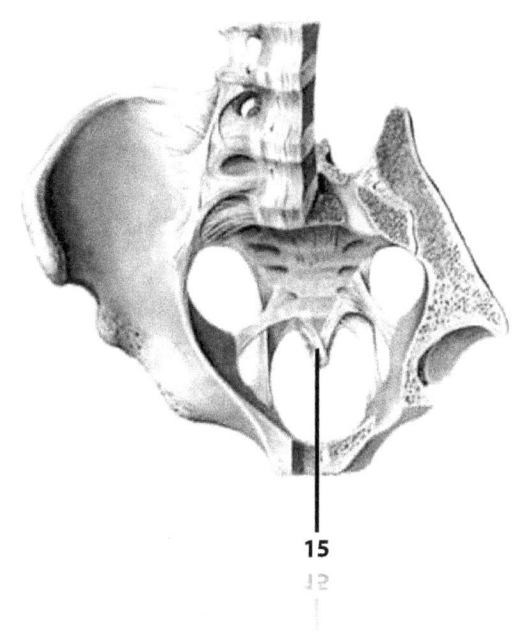

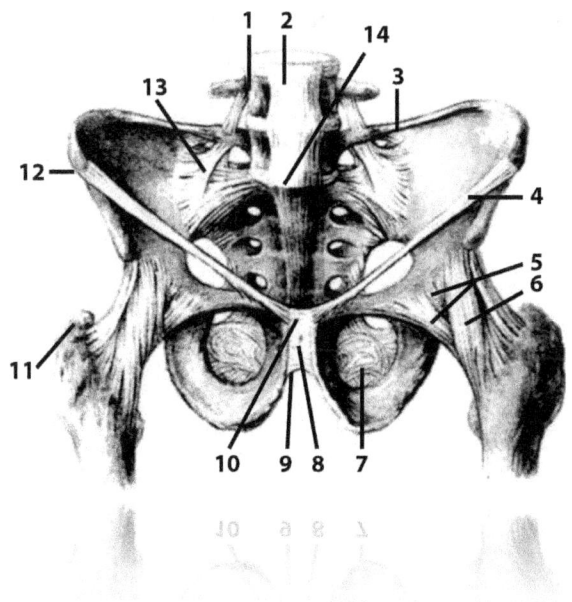

© Грабовой Г.П. 2002

Abb. 80 Ligaments of the pelvis and hip joint 498 641 798 478:

B – Ansicht von hinten

1 – Darmbein-Lendenwirbel-Band 479 681 598 718

2 – hinteres Kreuzbein-Darmbein-Band 574 981 319 818

3 – oberflächliches hinteres Kreuzbein-Steißbein-Band 498 688 715 301

4 – tiefes hinteres Kreuzbein-Steißbein-Band 594 072 319 401

5 – hinteres laterales Kreuzbein-Steißbein-Band 719 317 908 481

6 – Kreuzbein-Sitzbeinhöcker-Band 501 489 714 211

7 – Kreuzbein-Steißbein-Gelenk 291 081 407 201

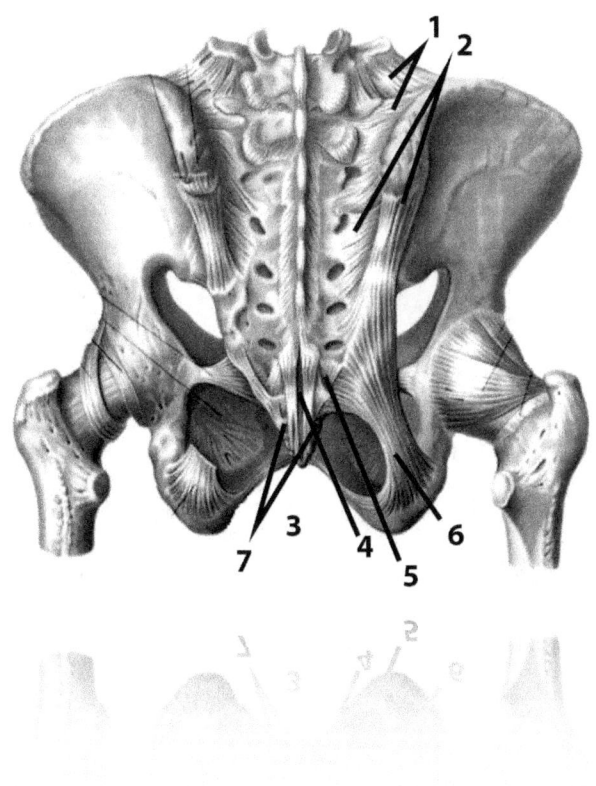

© Грабовой Г.П. 2002

MUSKELN UND FASZIEN DES RÜCKENS UND NACKENS 798 041 261 509

Oberflächliche Rückenmuskeln 819 314 914 812

(Teil 1, Abb. 97)

Abb. 81 Rücken- und Nackenmuskeln (oberflächliche Muskeln, die erste, zweite und dritte Schicht) 519 648 218 741:

1 – Riemenmuskel des Kopfes (M. splenius capitis) 914 217 218 498

2 – Riemenmuskel des Kopfes (M. splenius capitis) 298 742 279 488

3 – Riemenmuskel des Halses (M. splenius cervicis) 216 498 948 741

4 – Schulterblattheber (M. levator scapulae) 214 317 914 717

5 – kleiner Rautenmuskel (M. rhomboideus minor) 319 061 919 618

6 – großer Rautenmuskel (M. rhomboideus major) 584 317 914 016

7 – Obergrätenmuskel (M.supraspinatus) 312 214 812 514

8 – Untergrätenmuskel (M. Infraspinatus), (Teilprojektion) 894 314 818 574

9 – kleiner runder Muskel (M. teres minor), (Ausschnitt) 498 518 491 748

10 – großer runder Muskel (Ausschnitt) 849 516 319 478

11 – Breiter Rückenmuskel (M. latissimus dorsi) 429 318 829 998

12 – Sehnenplatte des breiten Rückenmuskels 549 718 219 478

13 – äußerer schräger Bauchmuskel 529 312 419 272

14 – Lendendreieck 894 568 514 811

15 – Faszie des Gesäßmuskels 598 314 698 718

16 – mittlerer Gesäßmuskel (M. gluteus medius) 589 491 219 641

17 – kleiner Gesäßmuskel (M. gluteus minimus) 364 917 584 218

18 – birnenförmiger Muskel (M. piriformis) 498 571 218 498

19 – oberer Zwillingsmuskel (M. gemellus superior) 364 581 219 644

20 – innerer Verstopfermuskel (M. obturatorius internus) 398 711 264 814

21 – unterer Zwillingsmuskel 314 894 219 471

22 – großer Gesäßmuskel (M. gluteus maximus) (Ausschnitt) 548 361 894 317

23 – viereckiger Schenkelmuskel (M. quadratus femoris) 694 584 219 471

24 – Sitzbeinhöcker 529 312 918 812

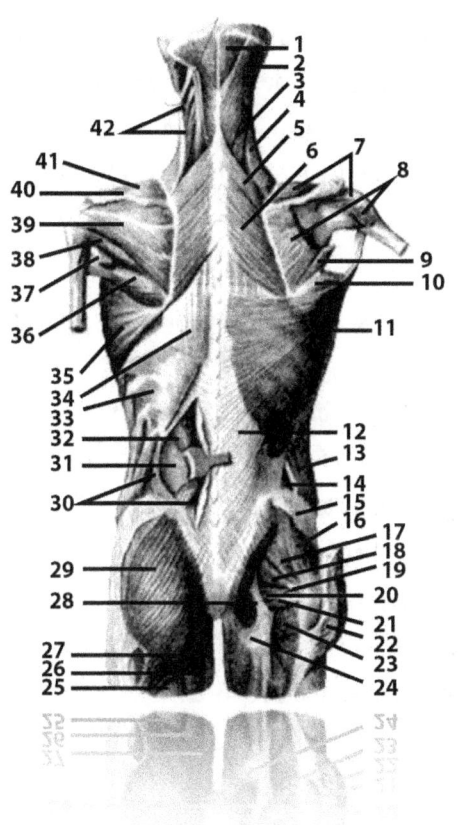

25 – zweiköpfiger Oberschenkelmuskel (M. biceps femoris)
598 617 329 817

26 – Halbsehnenmuskel (M. semitendinosus) 549 381 714 817

27 – großer Schenkelanzieher (M. adductor magnus) 374 841 219 471

28 – Kreuzbein-Sitzbeinhöcker-Band 316 497 218 914

30 – oberflächliches Blatt der thorakolumbalen Faszie (seitlich auseinandergezogen) 494 848 514 216

31 – tiefes Blatt der thorakolumbalen Faszie 481 319 614 714

32 – frichter der Wirbelsäule (M. erector spinae) (gedehnt nach medial) 598 748 519 491

33 – unterer hinterer Sägezahnmuskel 549 317 919 817

34 – thorakolumbale Faszie 529 317 919 817

35 – vorderer Sägezahnmuskel 219 475 819 355

36 – großer runder Muskel 849 516 319 478

37 – langer Kopf des dreiköpfigen Oberarmmuskels (M. triceps brachii) (Auschnitt) 514 819 498 614

38 – kleiner runder Muskel 498 518 491 748

39 – Untergrätenmuskel 894 314 818 574

40 – Schulterblatt 498 712 328 822

41 – Obergrätenmuskel 312 214 812 514

42 – Schulterblattheber (seitlich auseinandergezogen) 214 317 914 717

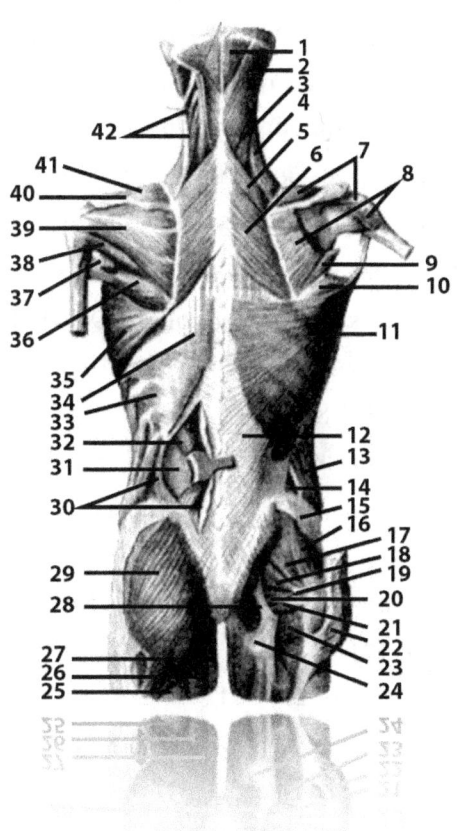

Abb. 82 Rücken- und Nackenmuskeln 498 549 618 714
(Muskeln und Knochen des Schultergürtels sind nicht abgebildet):

1 – Halbdornmuskel des Kopfes 914 217 218 498
2 – Riemenmuskel des Kopfes 298 742 279 488
3 – oberer hinterer Sägemuskel 898 549 694 714
4 – Riemenmuskel des Halses 216 498 948 741
5 – äußere Zwischenrippenmuskeln 398 591 294 168
6 – Darmbein-Rippenmuskel (M. iliocostalis) 319 647 218 471
7 – längster Muskel (M. longissimus) 497 549 819 714
8 – Dornfortsatzmuskel 396 891 319 471
9 – unterer hinterer Sägemuskel 549 317 919 817
10 – breitester Rückenmuskel (M. latissimus dorsi), (Ausschnitt) 429 318 829 998
11 – Sehnenplatte des breitesten Rückenmuskels 549 718 219 478
12 – Lendendreieck 894 568 514 811
13 – Darmbeinkamm 894 547 218 471
14 – innerer schräger Bauchmuskel 398 217 818 417
15 – äußerer schräger Bauchmuskel 529 312 419 272
16 – thorakolumbale Faszie 584 317 019 641
17 – Nackenband 589 691 319 714

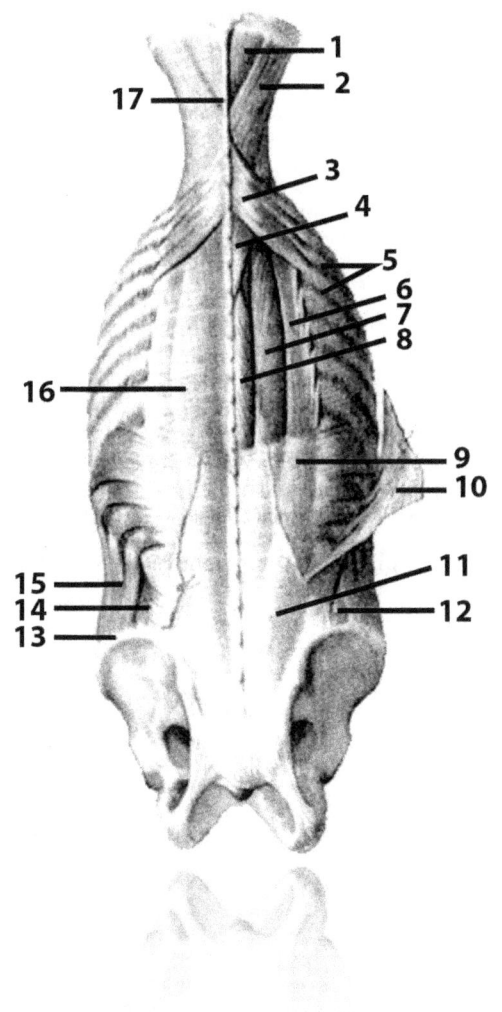

Abb. 83 Darmbein-Rippenmuskel (M. iliocostalis) 314 841 619 714:
1 – Darmbein-Rippenmuskel 314 841 619 714
2 – Darmbein-Rippenmuskel des Halses 491 481 471 819
3 – Darmbein-Rippenmuskel des Rückens 584 461 489 714
4 – Darmbein-Rippenmuskel des Lendenbereichs 578 714 218 417

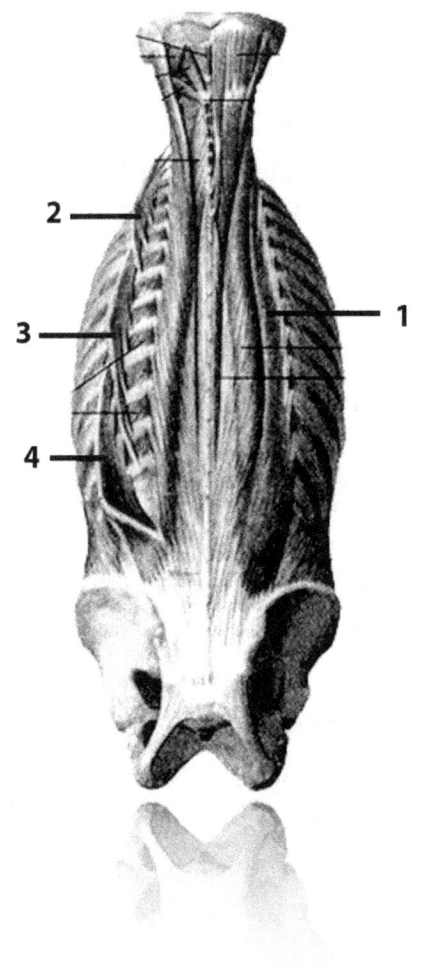

Abb. 84 Tiefe Rücken- und Nackenmuskeln 498 714 219 614:

1 – Halbdornmuskeln des Kopfes 914 217 218 498

2 – kleiner hinterer gerader Kopfmuskel 219 817 819 227

3 – oberer schräger Kopfmuskel 218 417 918 817

4 – großer hinterer gerader Kopfmuskel 594 318 614 715

5 – unterer schräger Kopfmuskel 218 317 918 227

6 – Halbdornmuskel des Kopfes (Ausschnitt) 914 217 218 498

7 – Halbdornmuskel des Halses 319 714 218 412

8 – Halbdornmuskel des Rückens 318 694 218 421

9 – Rippenheber 689 714 298 514

10 – Zwischenquerfortsatzmuskeln 519 314 819 312

11 – tiefes Blatt der thorakolumbalen Faszie 481 319 614 714

12 – querverlaufender Bauchmuskel 555 813 915 513

13 – vielgespaltener Muskel (M. multifidus) 549 781 219 471

14 – Darmbeinflügel 529 301 229 721

15 – Darmbein-Rippenmuskel 364 712 819 418

16 – längster Muskel 589 641 289 714

17 – Zwischenrippenmuskeln 369 581 298 471

18 – längster Halsmuskel 699 186 019 491

19 – Halbdornmuskel des Halses 489 617 819 398

20 – längster Kopfmuskel 389 497 368 141

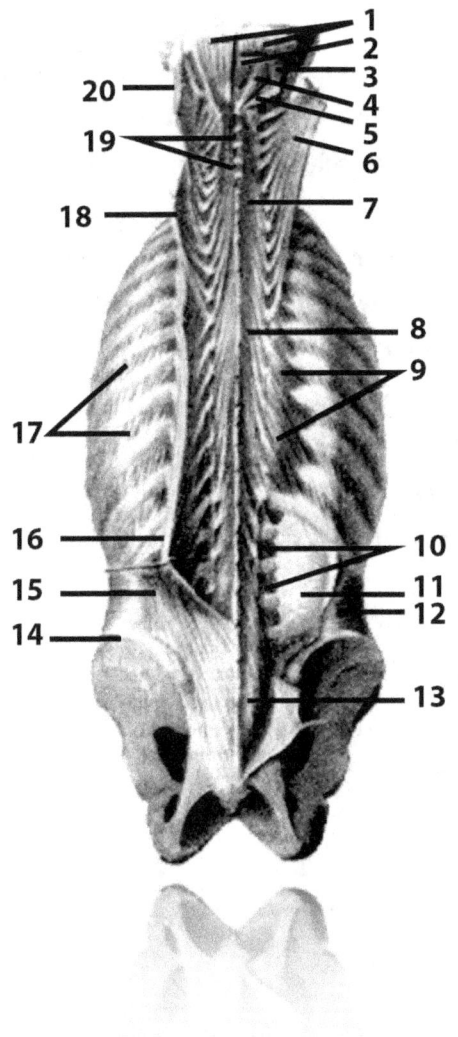

WEIBLICHER BECKENBODEN
494 714 516 841
Weibliche Geschlechtsorgane 519 814 089 319

Abb. 85 Weibliche Geschlechtsorgane 519 814 089 319 (medialer Längsschnitt):

1 – Eierstock 914 814 917 218
2 – Eileiter 619 718 316 214
3 – Gebärmutter 689 514 218 471
4 – Blase 219 389 998 419
5 – Hüftbein (Ausschnitt) 214 317 918 227
6 – Harnröhre 329 487 948 216
7 – Klitoris 689 568 319 818
8 – große Schamlippen 598 711 008 512
9 – kleine Schamlippen 319 016 789 498
10 – Gebärmutterhals 894 581 948 164
11 – Mastdarm 598 714 898 314
12 – Kreuzbein 514 716 814 226
13 – Scheide 889 491 619 819
14 – Anus 589 317 418 917

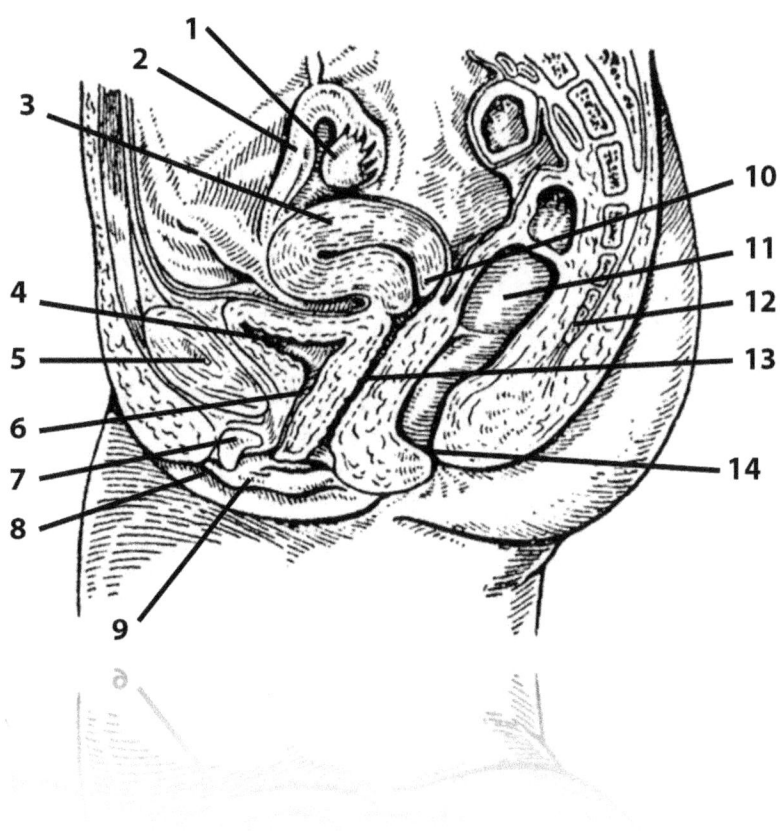

© Грабовой Г.П. 2002

Weibliche äußere Geschlechtsorgane 519 319 818 678
(Teil 1, Abb. 124)
Weibliche innere Geschlechtsorgane 419 219 808 319

Abb. 86 Weibliche innere Geschlechtsorgane 419 219 808 319:

1 – Scheide 889 491 619 819

2 – Scheidenteil des Gebärmutterhalses (Portio) 548 988 581 497

3 – Zervikalkanal 614 891 719 489

4 – Gebärmutterenge (Isthmus) 549 691 289 784

5 – Gebärmutterhöhle 318 688 594 191

6 – Gebärmutterkörper 984 016 501 348

7 – Gebärmutterwand 841 369519 471

8 – Eileiter 619 718 316 214

9 – Eierstock 914 814 917 218

10 – interstitieller Teil des Eileiters 584 199 598 641

11 – Engstelle des Eileiters (Isthmus) 589 612 319 471

12 – Ampullenabschnitt des Eileiters 894 316 498 561

13 – Fimbrien (Fransen) des Eileiters 589 617 289 748

14 – Kreuzbein-Gebärmutter-Band 598 361 298 471

15 – Eierstockband 584 216 298 497

16 – Eierstockaufhängeband 294 147 284 641

17 – breites Mutterband 549 581 369 471

18 – rundes Mutterband 948 371 296 497

19 – Projektion des Eierstocks mit Follokeln und Gelbkörper 498 316 478 471

20 – Parovarium 891 368 194 364

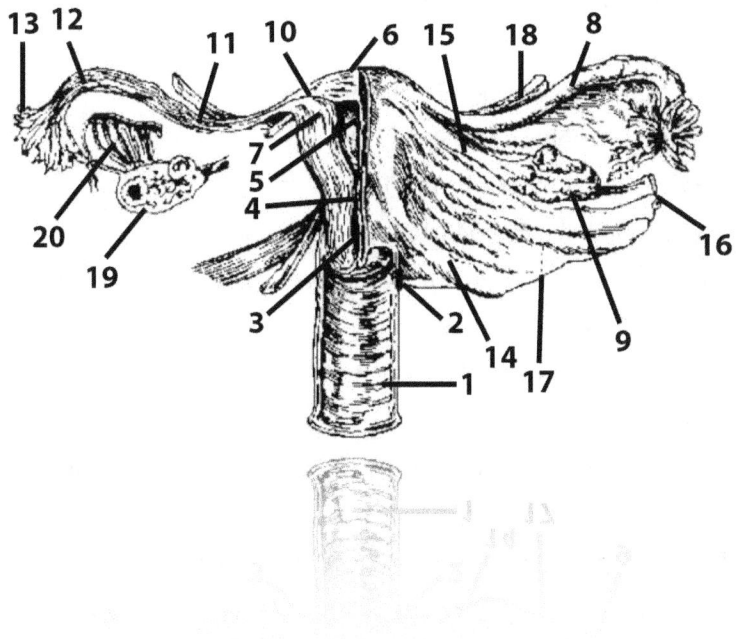

Abb. 87 Schematische Darstellung des Längsschnitts des Eierstocks (a) und Querschnitts der Gebärmutter (b):

a:

1 – primärer Follikel 498 518 818 491

2 – wachsender Follikel 898 648 218 471

3 – Weißkörper 497 614 201 498

4 – Graaf-Bläschen 481 684 371 016

5 – Gelbkörper 818 401 616 214

b:

1 – Gebärmutterboden 984 016 501 348

2 – Gebärmutterhöhle 318 688 594 191

3 – Gebärmutterkörper 689 514 218 471

4 – Muttermund 894 581 948 164

5 – äußere Schicht der Gebärmutter, seröser Überzug (Perimetrium) 848 147 218 417

6 – mittlere Schicht der Gebärmutter, Muskelwand (Myometrium) 198 316 949 101

7 – innere Schicht der Gebärmutter, Schleimhaut (Endometrium) 698 317 281 488

8 – Eileiterampulle (Ampulla tubae uterinae) 619 718 316 214

9 – Eierstock 914 814 917 218

10 – Scheide 889 491 619 819

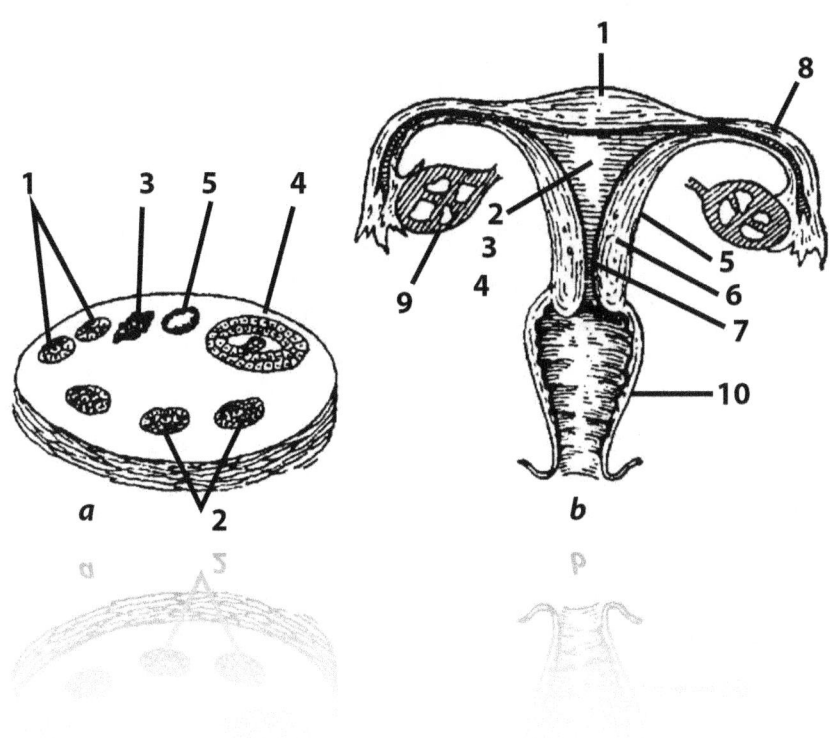

© Грабовой Г.П. 2002

MILCHDRÜSE 648317219491

Abb. 88 Aufbau und Topographie der Milchdrüse:

1 – lateraler Achsellymphknoten 497 218 217 498

2 – Achselarterie 694 718 217 491

3 – Achselvene 849 716 218 471

4 – Nervengeflecht der Schulter 312 314 512 214

5 – zentraler Achsellymphknoten 648 516 201 505

6 – zur Spitze hin gelegene Achsellymphknoten 618 471 298 741

7 – oberhalb des Schlüsselbeins liegende Lymphknoten 598 641 264 271

8a – seitliche Brustkorbarterie 598 722 918 213

8b – seitliche Brustkorbvene 584 317 248 517

9 – Lymphknoten neben dem Brustbein 649 318 714 618

10 – Geflecht der Blut- und Lymphgefäße 510 314 784 617

11 – Ast der inneren Brustkorbarterie zur Milchdrüse 479 841 589 641

12 – Warzenhof 394 647 198 518

13 – Milchgänge 471 691 284 714

14 – seitliche arterielle Äste der Milchdrüse 691 014 398 517

15 – Brustkorb- Achsel-Lymphknoten 749 148 519 618

16 – Unterschulterblattlymphknoten 184 816 014 214

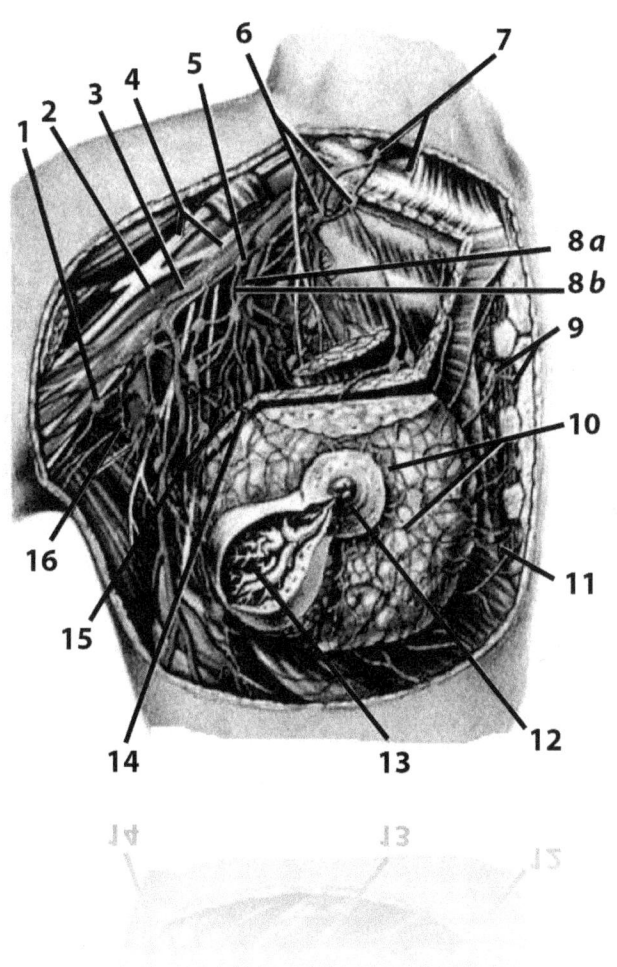

© Грабовой Г.П. 2002

211

Abb. 89 Anatomie der Milchdrüsen:

1 – Muskelzellen 494 816 319 481

2 – Milchbildungszellen 859 169 794 217

3 – Milchgänge 471 691 284 714

4 – Milchsäckchen (Sinus lactifer) 584 316 219 478

5 – Brustwarze 894 181 319 718

6 – Warzenhof 394 647 198 518

7 – Montgomery-Drüsen 491 819 488 514

8 – Alveolen 614 819 319 714

9 – Stütz- und Fettgewebe 898 617 219 419

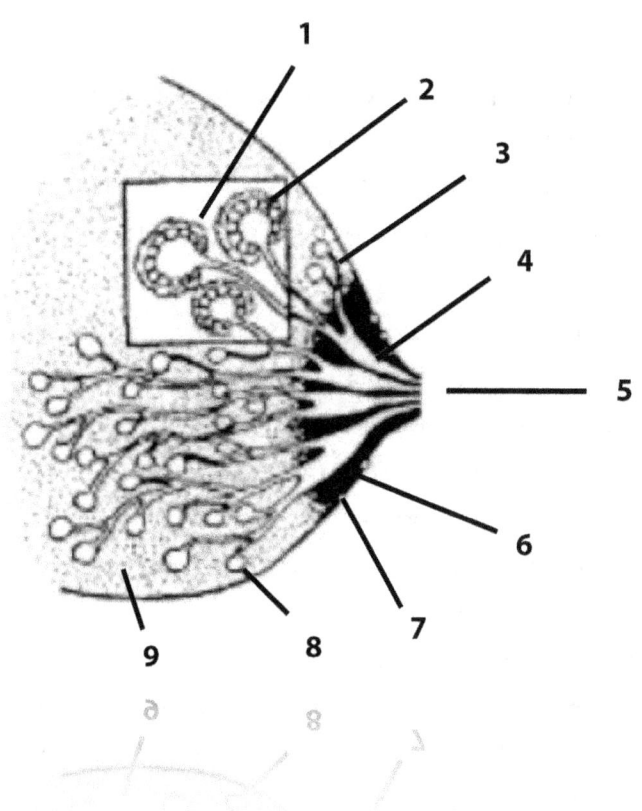

© Грабовой Г.П. 2002

Herz- und Kreislaufsystem (Fortsetzung) 214 700 819 891

Abb. 90 Kopf- und Halsarterien (Ansicht von rechts) (Fortsetzung) 518 422 819 312:

1 – rechte Unterschlüsselarterie 598 317 819 227

2 – Rippen-Hals-Schlagaderstamm 549 641 898 714

3 – oberste Zwischenrippenarterie 589 716 549 818

4 – Schilddrüsen-Hals-Schlagaderstamm 519 317 919 288

5 – Oberschlüsselbeinarterie 529 317 419 817

6 – tiefe Halsarterie 598 714 898 716

7 – aufsteigende Halsschlagader 749 814 719 414

8 – Halswirbel VI 568 314 819 714

9 – Rachenäste 498 217 228 417

10 – rechte gemeinsame Kopfschlagader 919 421 818 728

11 – Wirbelschlagader (Halsabschnitt) 498 714 319 716

12 – Rückenmarksarterien 584 314 819 417

13 – innere Halsschlagader 549 712 810 248

14 – aufsteigende Rachenarterie 496 598 317 641

15 – Hinterhauptsschlagader 581 214 608 491

16 – Wirbelarterie (Nackenabschnitt) 918 317 948 561

17 – rechte Wirbelarterie (intrakranieller Abschnitt) 364 819 498 471

18 – linke Wirbelarterie (intrakranieller Abschnitt) 364 819 498 471

19 – untere Trommelfellarterie 894 168 941 987

20 – hintere Hirnhautschlagader 594 162 398 714

21 – Abhang der Schädelbasis 319 778 219 228

22 – Gaumenmandelast 895 316 498 471

23 – Basisschlagader (A.basilaris) 851 478 594 814

24 – Oberkieferarterie 648 517 284 917

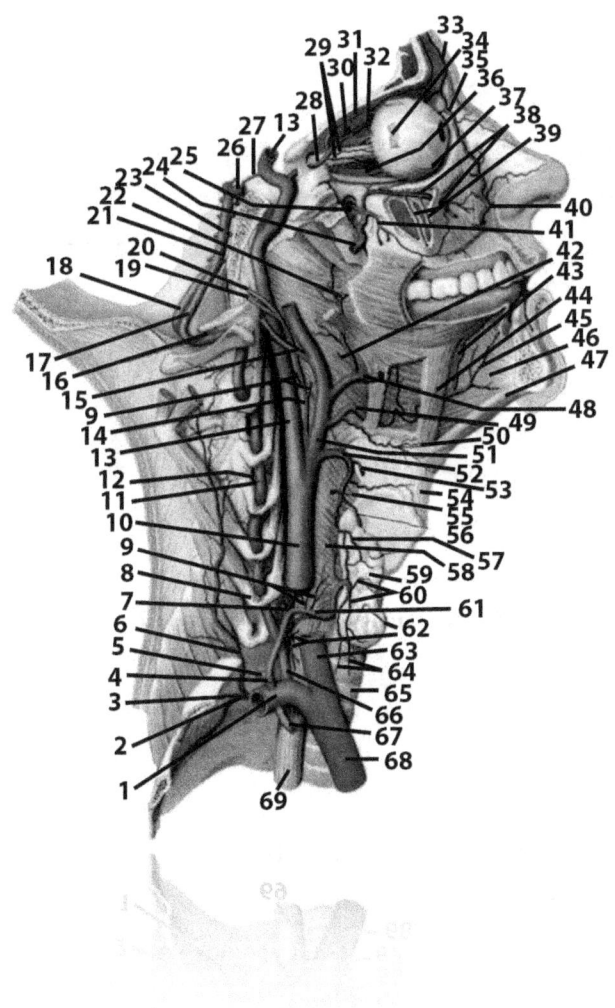

25 – Keilbein-Gaumen-Arterie 598 491 374 816
26 – hintere Gehirnarterie 594 361 809 491
27 – hintere Verbindungsschlagader 548 641 298 781
28 – Augenarterie 649 718 549 641
29 – hintere kurze Blutgefäße zum Linsenmuskel (Aa. ciliares posteriores breves) 496 391 898 671
30 – hintere Siebbeinarterie 594 716 298 491
31 – Oberaugenhöhlenarterie 594 617 548 518
32 – vordere Siebbeinarterie 698 713 294 168
33 – Augenrollnerv versorgende Arterie (A. supratrochlearis) 798 791 694 814
34 – seitliche gerader Augenmuskel 328 421 898 712
35 – Nasenrückenarterie 368 142 598 714
36 – hintere lange Blutgefäße zum Linsenmuskel (Aa. ciliares posteriores longae) 581 641 294 818
37 – unterer schräger Augenmuskel 319 618 204 881
38 – Unteraugenhöhlenarterie 898 048 319 061
39 – obere vordere Zahnschlagader (A. alveolares superior anterior) 364 181 298 471
40 – Winkelschlagader 288 919 069 789
41 – obere hintere Zahnschlagader (A. alveolares superior posterior) 549 161 298 191
42 – aufsteigende Gaumenschlagader 581 494 549 618
43 – tiefe Zungenarterie 319 694 384 716
44 – Zungenbein-Zungen-Muskel (M. hypoglossus) 368 142 498 641
45 – Unterzungenarterie 784 981 294 671
46 – Kinn-Zungen-Muskel 218 614 319 718
47 – Kinn-Zungenbein-Muskel (M. geniohyoideus) 498 694 819 671

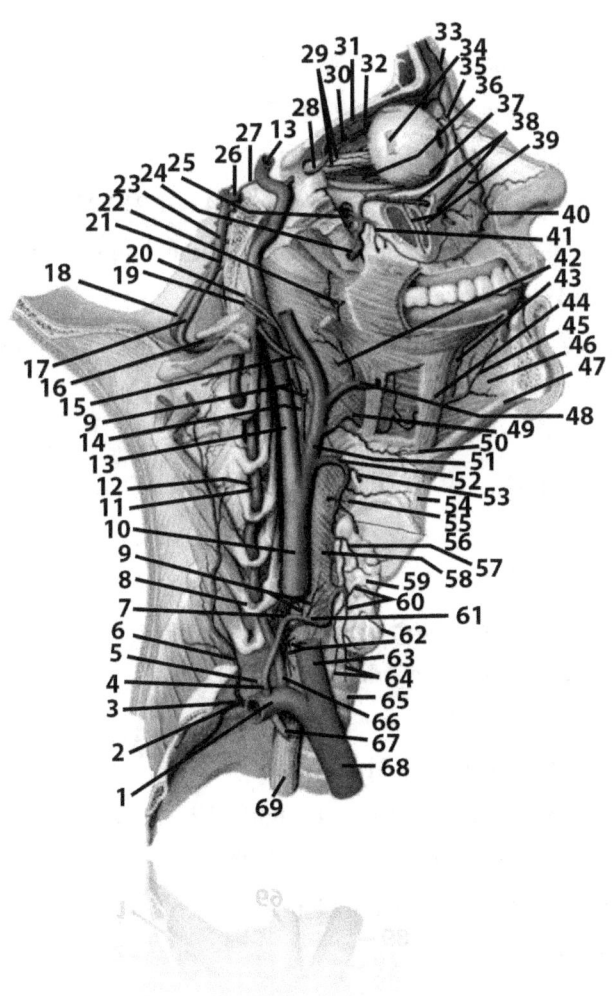

© Грабовой Г.П. 2002

217

48 – Gesichtsarterie 219 061 234 890

49 – Zungenarterie 498 519 401 209

50 – Zungenbein versorgender Ast (Ramus suprahyoideus) 691 318 464 148

51– äußere Kopfschlagader 510 469 148 712

52 – obere Schilddrüsenarterie 519 513 719 313

53 – obere Kehlkopfarterie 389 461 894 171

54 – Schildknorpel-Zungenbein-Membran 584 691 219 478

55 – Kopfwender versorgender Ast (Ramus sternocleidomastoideus) 519 614 431 548

56 – vorderer Ast der oberen Schilddrüsenarterie 698 517 401 469

57 – hinterer Ast der oberen Schilddrüsenarterie 014 981 564 168

58 – Rachen 519 987 319 427

59 – Schilddrüse 829 319 409 819

60 – Schilddrüse versorgende Äste 149 816 013 009

61 – untere Schilddrüsenarterie 518 377 918 478

62 – Speiseröhre versorgende Äste 519 512 319 812

63 – gemeinsame Kopfschlagader 894 317 212 847

64 – tracheale Äste 919 810 499 310

65 – Luftröhre (Trachea) 429 318 919 888

66 – Wirbelarterie (prävertebraler Abschnitt) 109 467 219 891

67 – innere Brustkorbarterie 598 341 818 941

68 – Arm-Kopf-Schlagaderstamm (Truncus brachiocephalicus) 998 301 248 227

69 – Speiseröhre 598 381 698 711

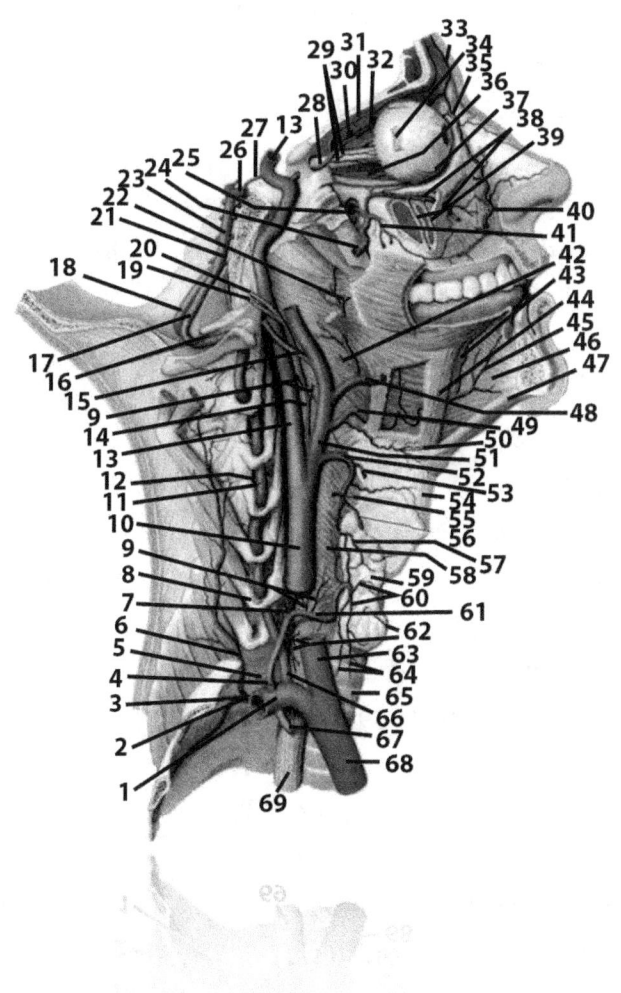

Abb. 91 Kopf- und Halsvenen (Ansicht von rechts) **598 716 319 816:**

1 – quere Halsvene 814 416 214 319

2 – Wirbelvene 146 472 019 541

3 – vordere Wirbelvene 109 516 918 416

4 – zusätzliche Wirbelvene 210 341 907 654

5 – äußere Drosselvene 594 716 814 516

6 – tiefe Halsvene 801 498 548 617

7 – Gesichtsvene 599 715 819 316

8 – äußeres Wirbelvenengeflecht 421 054 329 891

9 – Vene hinter dem Kiefer (V. retromandibularis) 364 817 384 199

10 – obere Auftreibung (Bulbus) der Drosselvene 448 546 891 479

11 – Hinterhauptvene 914 712 298 267

12 – Verbindungsvenen zu Kondylen des Hinterhauptsbeins (V. emissaria) 648 513 694 817

13 – hintere Ohrvene 368 198 549 617

14 – Verbindungsvene zum Warzenfortsatz (V. emissaria mastoidea) 391 849 501 011

15 – S-förmiger Blutleiter 109 516 397 894

16 – venöser Blutleiter am Hinterhaupt 012 126 094 791

17 – querer Blutleiter 549 716 398 471

18 – Hinterhauptsverbindungsvenen 548 617 294 581

19 – Zusammenfluss der Blutleiter 364 814 501 122

20 – unterer Felsenbeinblutleiter 284 368 149 017

21 – oberer Felsenbeinblutleiter 019 596 394 717

22 – gerader Blutleiter 849 712 646 181

23 – oberflächliche Schläfenarterie 694 513 814 216

24 – unterer Hirnsichelblutleiter 814 316 219 497

25 – große Gehirnarterie 498 142 549 617

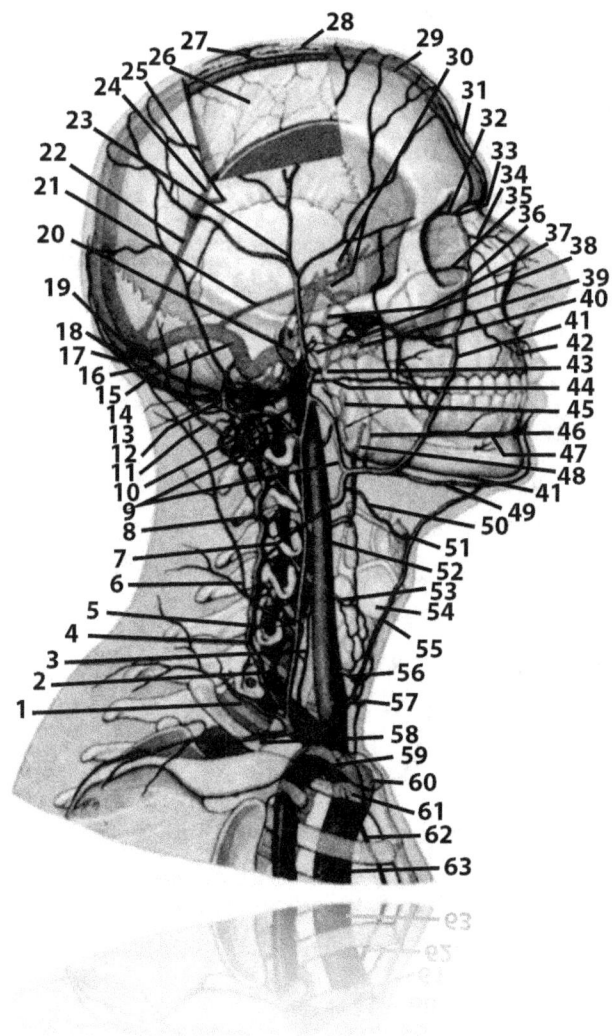

© Грабовой Г.П. 2002

221

26 – Hirnsichel 001 918 021 378

27 – Verbindungsvene zwischen dem oberen Hirnsichelblutleiter und der oberflächlichen Schläfenvene 349 161 894 717

28 – klappenlose „Breschet-Venen" (Vv. diploicae) 148 564 219 617

29 – oberer Hirnsichelblutleiter 914 715 514 292

30 – kavernöser Blutleiter 846 139 948 581

31 – Vene oberhalb des Augenrollmuskels 819 621 398 471

32 – obere Augenvene 909 610 549 798

33 – Stirnvene, die im vorderen medialen Bereich des Augenbeins verläuft (V. nasofrontalis) 514 369 129 710

34 – äußere Nasenvene 319 481 589 671

35 – untere Augenvene 149 678 148 591

36 – Winkelvene 693 146 590 310

37 – mittlere Hirnhautvene 018 531 219 641

38 – Venen der Ohrspeicheldrüse 516 949 140 510

39 – Venengeflecht des Flügelmuskels 591 248 791 260

40 – tiefe Gesichtsvene 309 864 194 971

41 – Gesichtsvene 599 715 819 316

42 – Oberlippenarterie 504 361 309 584

43 – Oberkiefervene 598 314 818 914

44 – Querarterie des Gesichts 698 713 294 167

45 – Rachenvenen 019 818 594 614

46 – Gaumenvenen 548 316 819 471

47 – Unterlippenvene 547 218 599 641

48 – Zungenvene 318 586 389 471

49 – Unterkinnvene 194 368 594 817

50 – obere Schilddrüsenvene 648 471 201 199

51 – Zungenbein 549 316 219 841

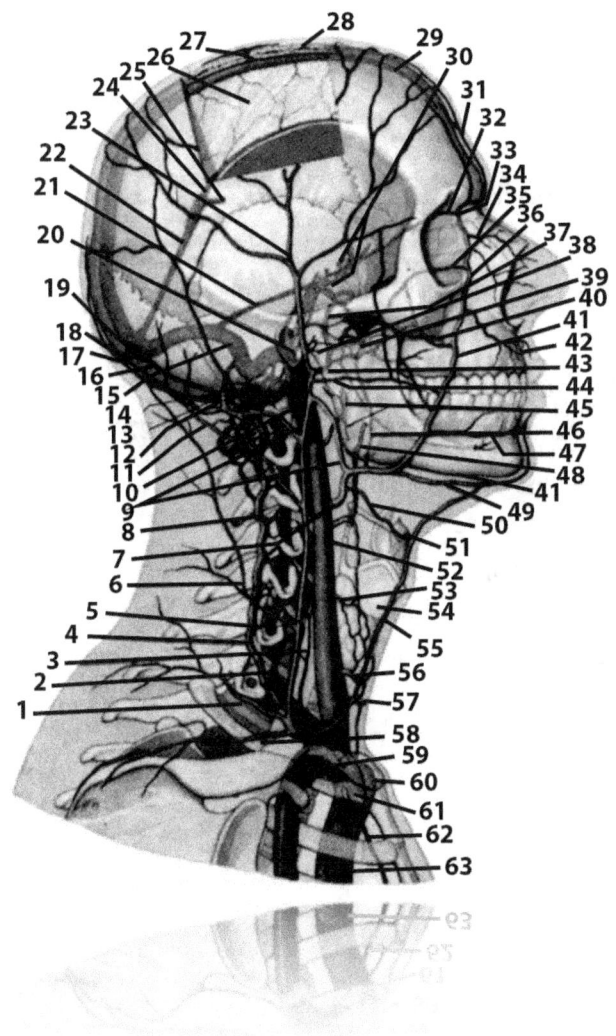

© Грабовой Г.П. 2002 223

52 – innere Drosselvene 598 612 719 322

53 – mittlere Schilddrüsenvene 814 017 201 849

54 – Schildknorpel 588 421 388 711

55 – vordere Drosselvene 368 541 291 479

56 – untere Schilddrüsenvene 108 641 294 719

57 – untere Auftreibung der Drosselvene 512 621 221 848

58 – Oberschulterblattvene 548 571 818 548

59 – Schlüsselbeinvene 598 317 898 214

60 – linke Kopf-Arm-Vene 219 378 919 278

61 – rechte Kopf-Arm-Vene 219 378 919 278

62 – innere Brustkorbvene 491 316 894 198

63 – obere Hohlvene 398 712 988 012

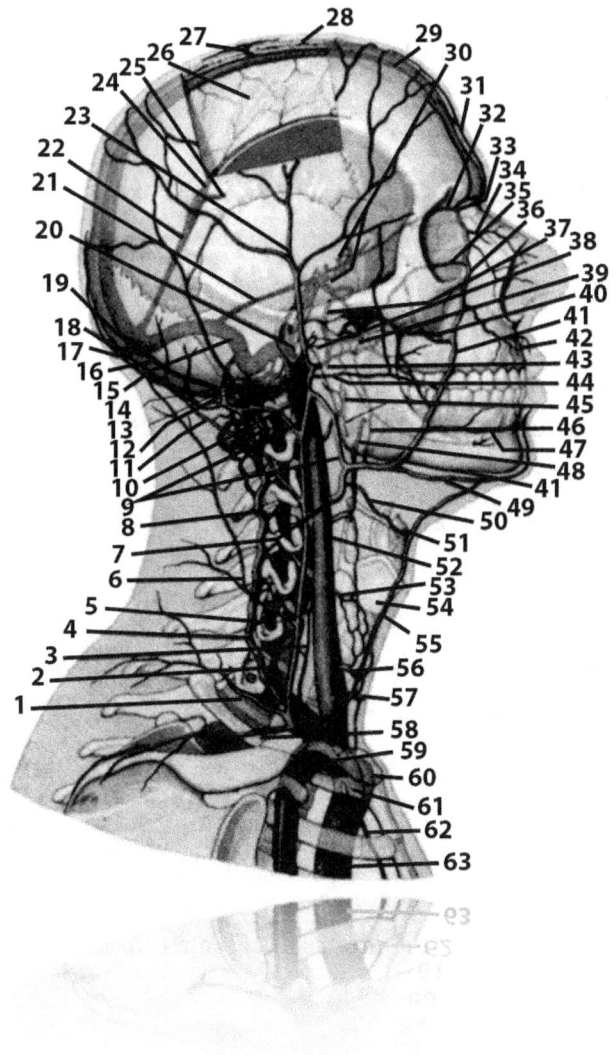

Abb. 92 Hirnarterien (Ansicht von unten) 498 641 898 478:

1 – Ast zum Kleinhirnkern 549 641 891 748

2 – hintere untere Kleinhirnarterie 469 718 549 641

3 – Unterzungennerv 548 321 555 678

4 – Hirnnerv 584 647 289 741

5 – vordere untere Kleinhirnarterie 598 691 798 641

6 – Flocke (Flocculus) 897 567 971 319

7 – Gefäßgeflecht des 4. Ventrikels 694 167 298 547

8 – Arterien der Brücke 467 589 196 318

9 – obere Kleinhirnarterie 361 948 594 161

10 – Augenabziehnerv (N. abducens) 519217519217

11 – Sehbahn (Tractus opticus) 519 218 919 245

12 – Hypophysenstiel (Infundibulum) 519 211 919 000

13 – Kreuzung der Sehnerven 010 216 319517

14 – dreieckige Verbreiterung der Riechbahn 518 642 319 716

15 – Riechbahn 718 217 458 917

16 – Riechkolben 024 312 598 742

17 – vordere Kleinhirnarterien (postkommunikativer Abschnitt) 468 514 398 617

18 – medialer Augenhöhlen-Stirnbeinast 518 641 201 009

19 – vordere Verbindungsarterie 641 478 594 641

20 – vordere Kleinhirnarterien (präkommunikativer Abschnitt) 584 061 412 011

21 – seitliche Arterie zur Basalfläche des Frontallappens (A. frontobasalis medialis) 618 531 214 712

22 – innere Halsschlagader 549 712 810 248

23 – Inselarterien (A. insulares) 518 714 316 214

24 – mittlere Gehirnschlagader 496 491 817 514

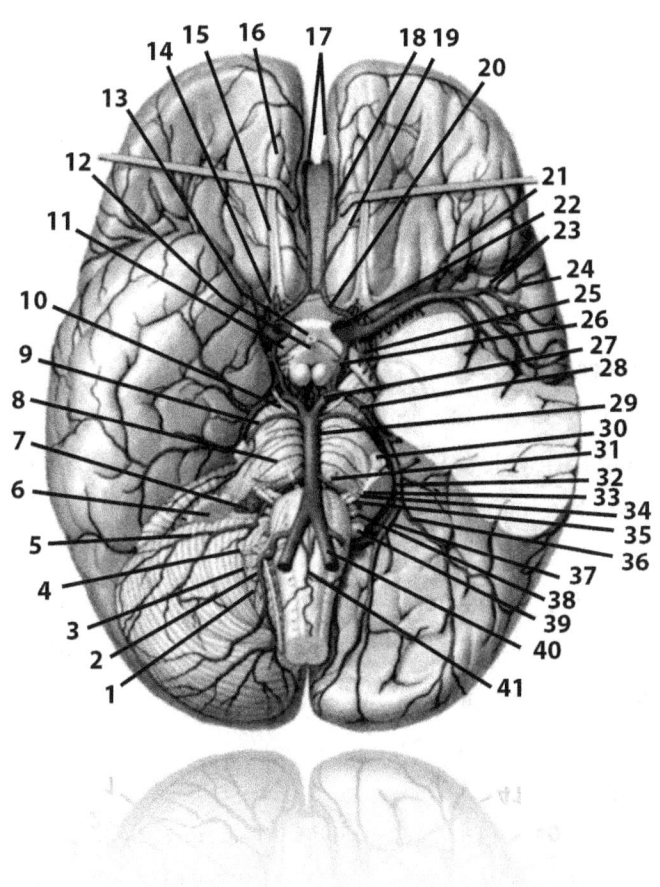

© Грабовой Г.П. 2002

227

25 – vordere Arterie des Adergeflechts im Ventrikel (A. choroidea media) 491 316 498 714

26 – hintere Verbindungsarterie 548 641 298 781

27 – hintere Hirnschlagader (präkommunikativer Abschnitt) 548 641 798 521

28 – hintere Hirnschlagader (postkommunikativer Abschnitt) 316 594 218 749

29 – Basisschlagader (A. basilaris) 851 478 594 814

30 – Drillingsnerv 549 319 818 711

31 – Augenabziehnerv (N. abducens) 514 517 214 812

32 – hintere Hirnschlagader (Schläfenabschnitt) 498 671 291 491

33 – dazwischen liegender Nerv (N. intermedius) 219 381 648 719

34 – Gesichtsnerv 999 811 319 211

35 – Hör- und Gleichgewichtsnerv 548 217 918 421

36 – seitliche Hinterhauptsschlagader (End-Ast) 619 012 504 794

37 – mediale Hinterhauptsschlagader (End-Ast) 581 704 916 219

38 – Zungen-Rachen-Nerv 519 371 214 572

39 – Vagus 489 981 728 221

40 – linke Wirbelarterie (intrakranieller Abschnitt) 364 819 498 471

41 – vordere Rückenmarksarterie 617 281 707 914

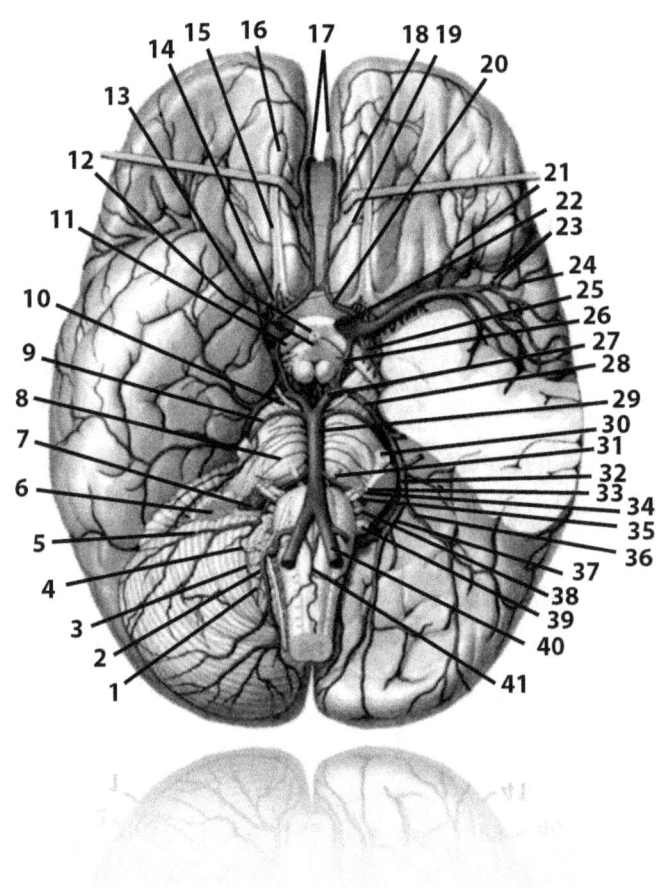

Abb. Hirnarterien (mediale Fläche 469 518 716 491:

1 – dazwischen liegender, medialer Stirnlappenast (R. frontalis intermediomedialis) 498 617 319 478

2 – vordere Hirnschlagader 317 498 689 171

3 – hinterer medialer Stirnlappenast der vorderen Hirnschlagader 781 496 319 641

4 – Gürtelrinne (Sulcus cinguli) 579 312 919 021

5 – Hirnbalkenrinne 248 312 848 212

6 – Gürtelast der vorderen Hirnschlagader 497 101 398 712

7 – Hirnbalken 498 712 328 071

8 – Gewölbe (Fornix) 648 314 589 716

9 – parazentraler Ast der vorderen Hirnschlagader 364 817 294 317

10 – Ast der vorderen Hirnschlagader, welcher den vor dem Keil liegenden Areal des Hinterhauptslappens versorgt (A. precunealis) 694 171 894 214

11 – Scheitel-Hinterhaupt-Rinne 691 378 549 617

12 – Scheitel-Hinterhaupt-Ast der hinteren Hirnschlagader 691 314 291 491

13 – Scheitelast der hinteren Hirnschlagader 814 216 497 218

14 – Hinterhaupt-Schläfen-Ast der hinteren Hirnschlagader 514 618 319 481

15 – in der Spornfurche verlaufender Ast der hinteren Hirnschlagader (R. calcarinus) 564 814 219 417

16 – Spornfurche 214 318 414 888

17 – hintere Hirnschlagader 594 361 809 491

18 – mediale Hinterhauptschlagader 581 704 916 219

19 – hintere Schläfenäste der hinteren Hirnschlagader 649 371 298 481

20 – Zirbeldrüse (Epiphyse) 489 641 399 042

21 – Vierhügelplatte 514 317 818 212

22 – Hirnstiel 918 412 818 212

23 – dazwischen liegende Schläfenäste 549 648 391 361

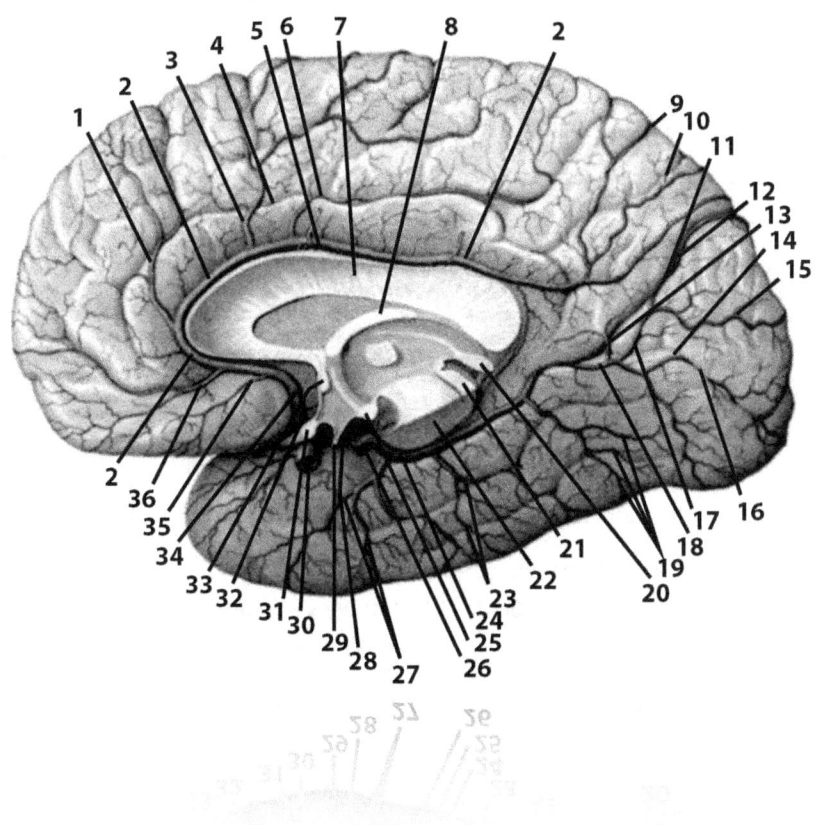

© Грабовой Г.П. 2002

231

24 – seitliche Hinterhauptschlagader 496 819 716 478

25 – Mamillarkörper 534 817 214 712

26 – hintere Hirnschlagader (Schläfenabschnitt) 498 671 291 491

27 – vordere Schläfenäste der seitlichen Hinterhauptschlagader 648 531 219 471

28 – hintere Verbindungsarterie 548 641 298 781

29 – Vertiefung des Trichters im Boden des 3. Hirnventrikels 568 016 219 014

30 – innere Halsschlagader 549 712 810 248

31 – Kreuzung der Sehnerven 010 216 319 517

32 – terminale Platte (Lamina terminalis) 048 541 298 647

33 – vordere Kommissure (Commissura anterior) 389 691 974 846

34 – vordere Verbindungsarterie 641 478 594 641

35 – mediale, die Basalfläche des Stirnlappens versorgende Arterie (medialer Augenhöhlen-Stirnlappen-Ast) 518 641 201 009

36 – vorderer medialer Stirnlappenast der vorderen Hirnschlagader 698 142 489 716

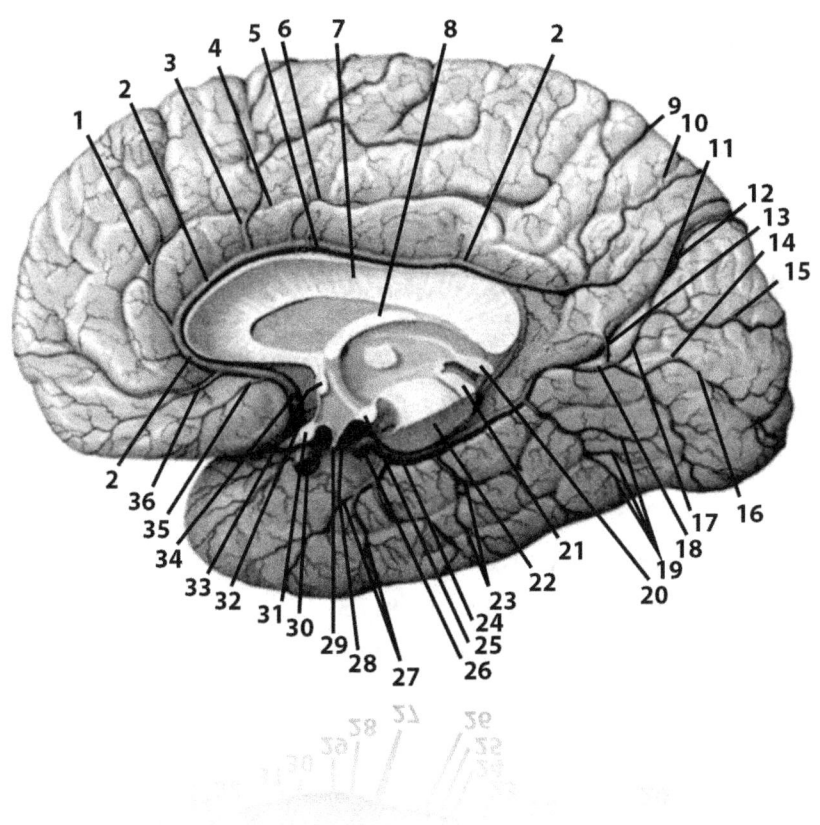

Abb. 94 Hirnarterien (obere laterale Fläche) 469 471 898 417:

1 – hintere untere Kleinhirnarterie 469 718 549 641

2 – Kleinhirn 828 219 328 299

3 – Hinterhauptslappen 519 617 298 714

4 – Arterie der Winkelwindung 519 617 289 741

5 – hintere Scheitelarterie 164 816 319 471

6 – vordere Scheitelarterie 014 146 214 814

7 – Scheitellappen 618 041 894 141

8 – Furchenarterie hinter der hinteren Zentralwindung 102 348 410 514

9 – Arterie der Zentralfurche 648 318 489 316

10 – Furchenarterie vor der vorderen Zentralwindung 584 216 218 714

11 – Stirnlappen 316 618 319 417

12 – laterale, die Basalfläche des Stirnlappens versorgende Arterie 618 531 214 712

13 – Insel 584 216 298 741

14 – Inselarterien 518 714 316 214

15 – mittlere Hirnschlagader 496 491 817 514

16 – vordere Schläfenarterie 689 371 298 681

17 – mittlere Schläfenarterie 618 591 294 317

18 – Schläfenlappen 564 931 298 714

19 – hintere Schläfenarterie 548 721 296 397

20 – Basisschlagader 851 478 594 814

21 – Brücke 248 317 284 271

22 – rechte Wirbelarterie (intrakranieller Abschnitt) 364 819 498 471

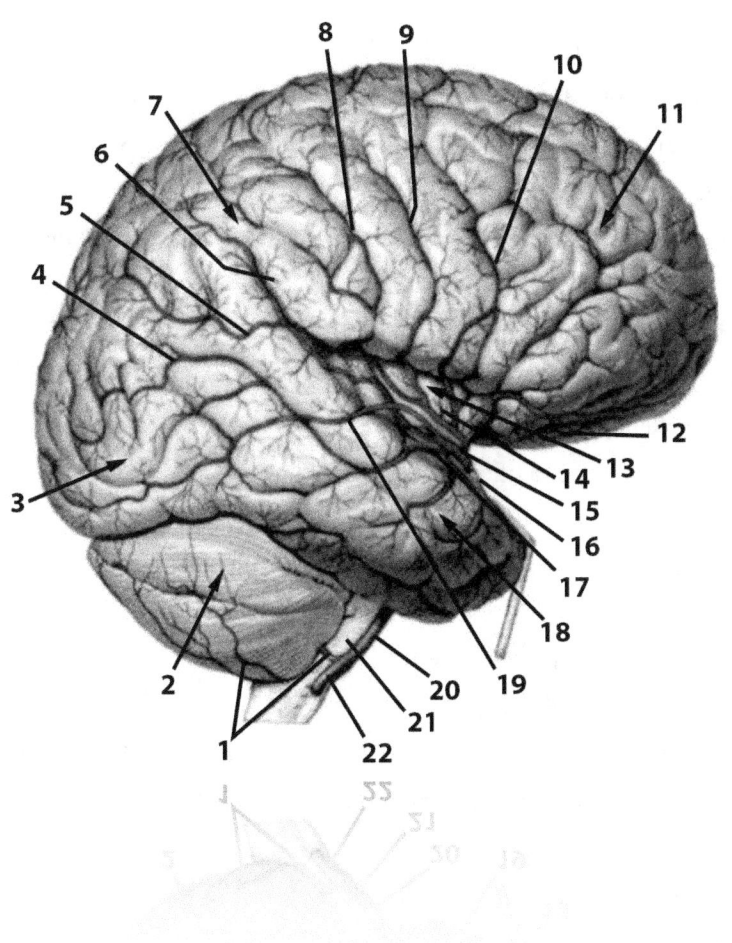

Abb. 95 Oberflächliche Hirnvenen
(obere laterale Fläche) 649 712 519 747:

1 – S-förmiger Blutleiter 109 516 397 894
2 – oberer Felsenbeinblutleiter 019 596 394 717
3 – hintere Ohrenvene 368 198 549 617
4 – querer Blutleiter 549 716 398 471
5 – Hinterhauptsvene 914 712 298 267
6 – über die Warzenfortsatzöffnung verlaufende Verbindungsvene 391 849 501 011
7 – Verbindung zwischen der Hinterhauptsvene und der Kopfhautvene 548 617 294 581
8 – Hinterhauptsvenen 789 621 298 491
9 – harte Hirnhaut (Dura mater) 333 489 312 289
10 – Scheitellappen 618 041 894 141
11 – seitlicher Venenblutleiter 569 317 398 471
12 – Scheitellappenvene 394 569 398 741
13 – oberer Hirnsichelblutleiter 914 715 514 292
14 – obere Brückenvene 341 318 519 641
15 – Stirnlappenvenen 361 384 219 471
16 – Stirnlappen 316 618 319 417
17 – Venen, die den Areal vor dem Stirnlappen versorgen 598 641 298 791
18 – oberflächliche mittlere Hirnvene 694 178 394 516
19 – Schläfenlappen 564 931 298 714
20 – untere Brückenvene 391 568 914 918
21 – untere Hirnvenen 719 628 514 318
22 – unterer Felsenbeinblutleiter 284 368 149 017
23 – innere Drosselvene 598 612 719 322

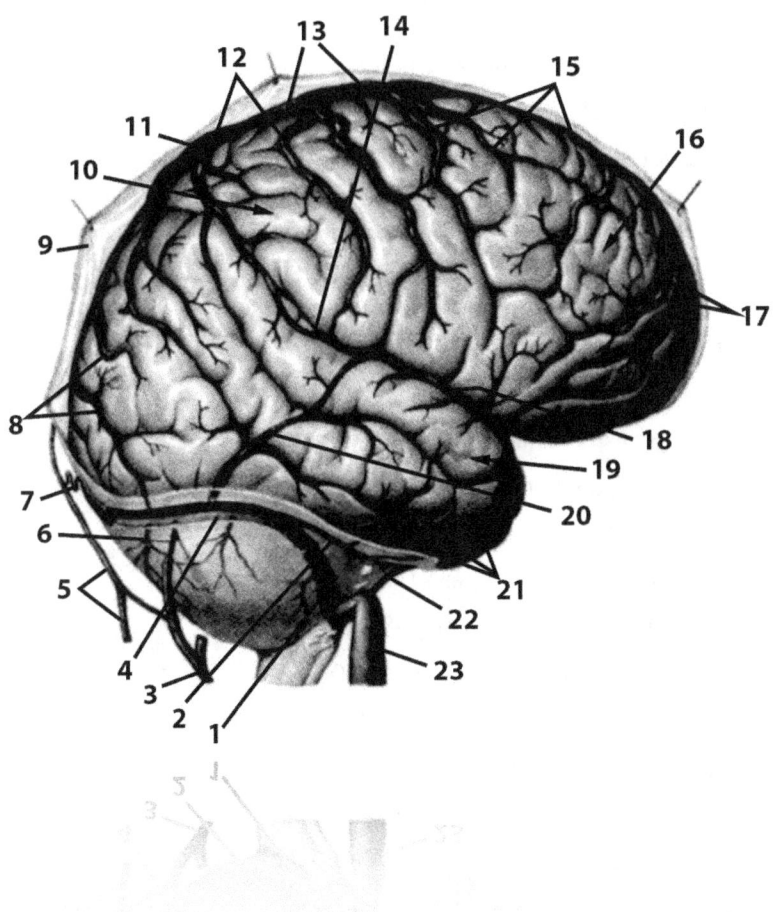

Abb. 96 Blutleiter der harten hirnhaut 691 958 549 164:

1 – Basalfläche versorgende Vene (V. basilaris) 202 464 891 319

2 – große Gehirnvene 498 142 549 617

3 – querer Blutleiter 549 716 398 471

4 – Hinterhauptsblutleiter 012 126 094 791

5 – Venen in Knochenkanälchen der Schädeldiploe 148 564 219 617

6 – Zusammenfluss der venösen Blutleiter 364 814 501 122

7 – 4. Ventrikel 514 321 414 218

8 – gerader Blutleiter 849 712 646 181

9 – obere Hirnvenen 519 316 489 718

10 – großer sichelförmiger Fortsatz der harten Hirnhaut 364 815 398 574

11 – Brücke 248 317 284 271

12 – innere Hirnvene 541 219 319 471

13 – gefäßreiche Bindegewebsschicht des 3. Ventrikels 584 217 284 917

14 – oberer Hirnsichelblutleiter 914 715 514 292

15 – seitliche Zusammenflüsse der venösen Blutleiter 398 741 298 474

16 – obere Adergeflechtsvene 518 361 987 241

17 – unterer Hirnsichelblutleiter 814 316 219 497

18 – oberflächliche Schläfenvene 548 327 918 227

19 – Scheitelverbindungsvene 349 161 894 717

20 – obere Thalamus-Stria-Venen 598 164 398 711

21 – Seitenventrikel 649 140 508 914

22 – Platte der durchscheinenden Scheidewand 319 798 549 164

23 – Knie des Balkens 148 512 319 417

24 – vordere Vene der durchscheinenden Trennwand 849 617 219 514

25 – Säule (Columna) des Gehirngewölbes (Fornix cerebri) 168 794 598 716

26 – intrakavernöse Blutleiter 514 019 598 411

27 – Keilbein-Scheitelbein-Blutleiter 514 312 619 718

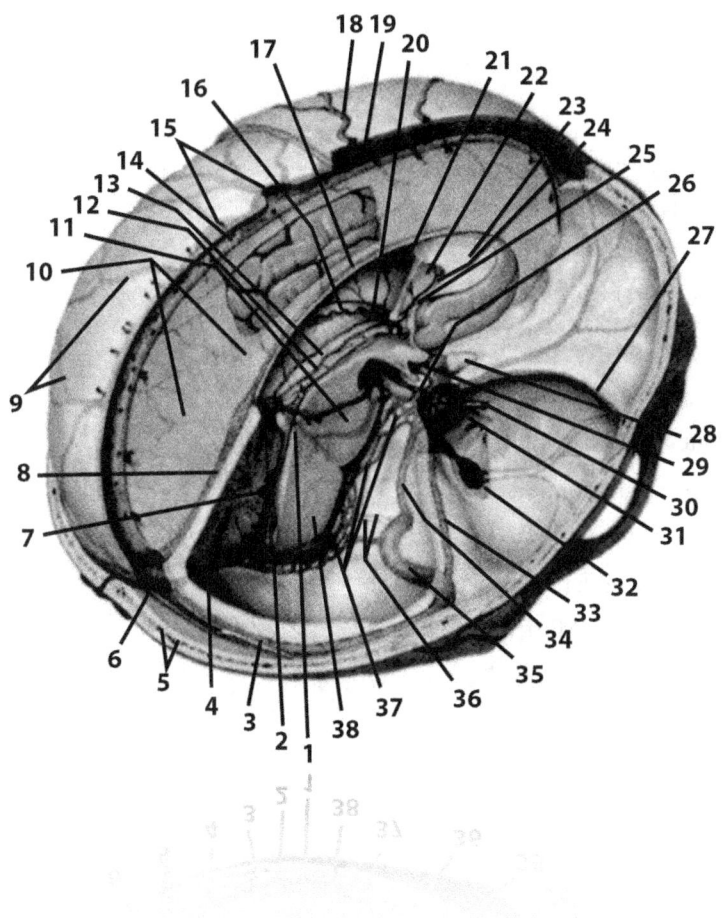

28 – Sehnerv 448 817 918 217
29 – innere Halsschlagader 549 712 810 248
30 – oberflächliche mittlere Hirnvene 694 178 394 516
31 – kavernöser Blutleiter 846 139 948 581
32 – Venengeflecht des ovalen Lochs 498 716 374 917
33 – oberer Felsenbeinblutleiter 019 596 394 717
34 – unterer Felsenbeinblutleiter 284 368 149 017
35 – S-förmiger Blutleiter109 516 397 894
36 – Venengeflecht des Kanals des Unterzungennervs 598 611 998 164
37 – Basisvenengeflecht 691 319 819 471
38 – verlängertes Mark 514 417 814 217

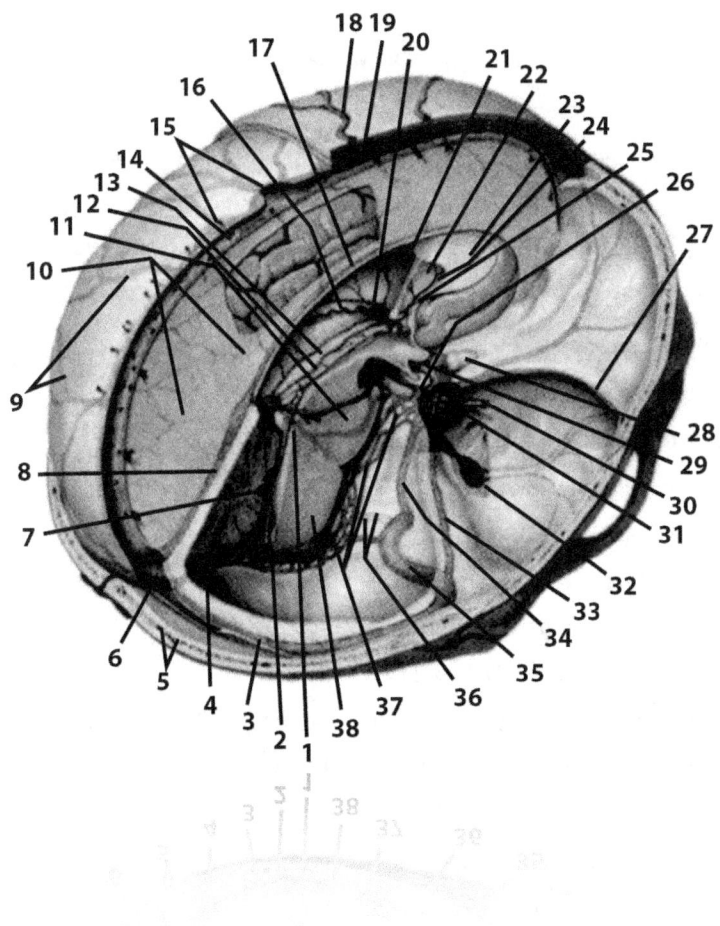

Herzarterien und -venen 514 814 219 417

Abb. 97 Herzarterien und -venen (Brustbein-Rippenfläche) 514 814 219 417:

1 – rechte Herzkammer 598 371 988 011
2 – Ausflussbahn der rechten Herzkammer (Conus arteriosus) 548 647 219 741
3 – rechter Kantenast der rechten Koronararterie 518 617 219 419
4 – vordere Herzvenen 648 715 594 317
5 – Rückfläche des Vorhofs versorgende Äste 594 781 978 471
6 – Herzkranzfurche 519 312 814 829
7 – Ast der Ausflussbahn der rechten Herzkammer 394 168 574 971
8 – rechte Koronararterie 691 368 519 479
9 – rechtes Herzohr 598 714 321 898
10 – obere Hohlvene 398 712 988 012
11 – aufsteigende Aorta 598 712 898 612
12 – rechte Lungenschlagader 694 897 594 716
13 – Arm-Kopf-Gefäßstamm 998 301 248 227
14 – linke innere Halsschlagader 428 712 488 913
15 – linke Unterschlüsselbeinarterie 429 387 219 377
16 – Aortenbogen 219 877 549 277
17 – Schlagaderband (Lig. arteriosum Botalli) 519 481 319 818
18 – linke Lungenschlagader 691 318 497 541
19 – Lungenstamm 519 421 819 221
20 – linkes Herzohr 519 318 219 481
21 – linke Koronararterie 194 641 291 891
22 – umschlingender Ast der linken Kranzarterie 619 471 218 514
23 – vorderer Zwischenkammerast der linken Koronararterie 364 891 291 471
24 – linker Kantenast 589 714 210 481

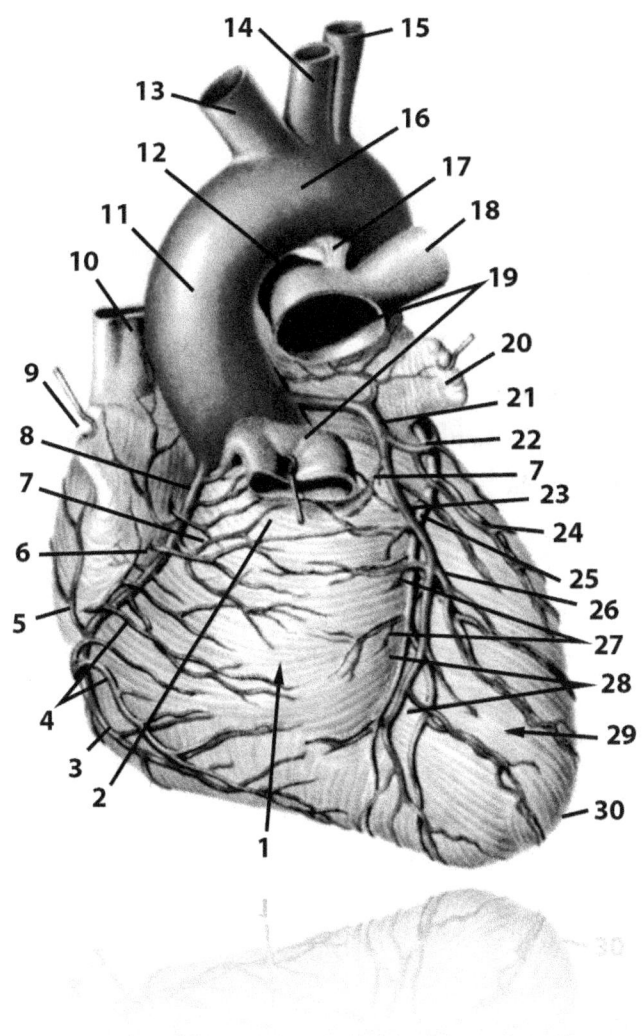

© Грабовой Г.П. 2002

243

25 – große Herzvene 641 217 498 718
26 – seitlicher Ast 491 316 218 714
27 – Zweige zur Kammerscheidewand 691 314 219 718
28 – vordere Zwischenkammerfurche 909 817 398 787
29 – linke Kammer 589 348 914 918
30 – Herzspitze 519 421 899 321

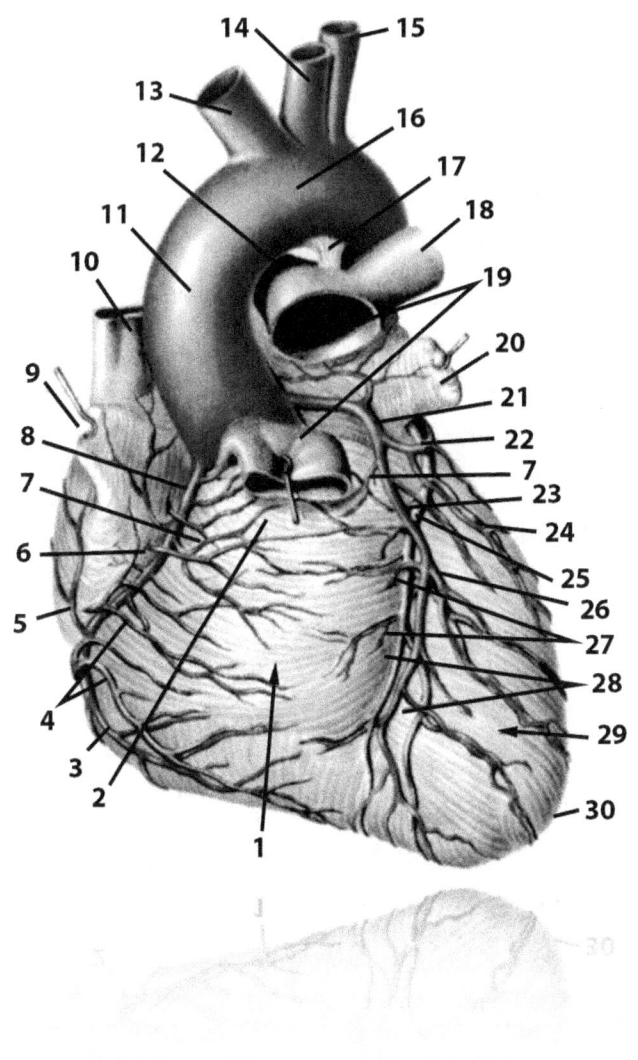

© Грабовой Г.П. 2002 245

Abb. 98 Herzarterien und -venen
(Zwerchfellfläche) 514 816 914 317:

1 – Herzspitze 519 421 899 321
2 – linke Kammer 589 348 914 918
3 – anastomotischer Vorhofzweig 614 917 918 517
4 – linker Kantenast 589 714 210 481
5 – hintere Vene der linken Kammer 429 318 719 888
6 – hinterer Ast der linken Kammer 467 548 219 741
7 – umschlingender Ast der linken Koronararterie 619 471 218 514
8 – große Herzvene 641 217 498 718
9 – schräg verlaufende Vene des linken Vorhofs 598 714 319 814
10 – intermedial verlaufende Vorhofäste 594 781 978 471
11a – obere linke Lungenvene 549 671 298 471
11b – untere linke Lungenvene 598 649 219 714
12 – linker Vorhof 518 712 314 887
13 – linke Lungenarterie 697 108 889 491
14 – Schlagaderband 519 481 319 818
15 – linke Unterschlüsselbeinarterie 429 387 219 377
16 – linke Halsschlagader 428 712 488 913
17 – Arm-Kopf-Gefäßstamm 998 301 248 227
18 – Aortenbogen 219 877 549 277
19 – obere Hohlvene 398 712 988 012
20 – rechte Lungenarterie 694 897 594 716
21a – obere rechte Lungenvene 691 894 319 712
21b – untere rechte Lungenvene 697 213 519 491
22 – rechter Vorhof 491 016 519 497

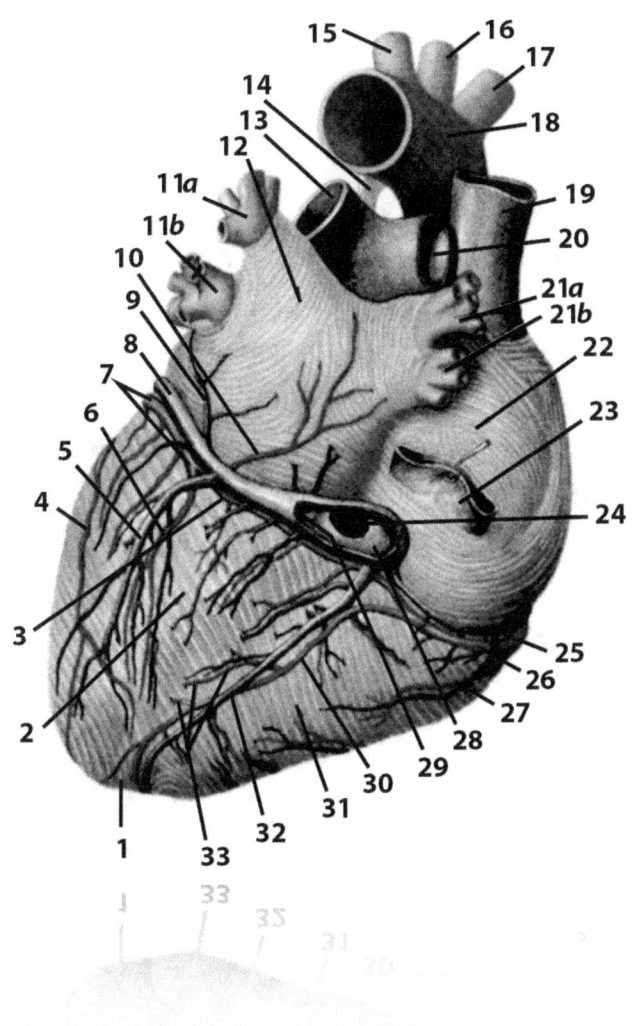

© Грабовой Г.П. 2002

247

23 – untere Hohlvene 549 671 919 871
24 – Mündung in den Koronarvenensinus 548 641 219 712
25 – kleine Herzvene 598 712 918 322
26 – rechte Koronararterie 691 368 519 479
27 – Ast der rechten Hinterseitenast 479 691 319 814
28 – Klappe des Koronarsinus (Valvula Thebesii) 584 316 219 479
29 – Koronarvenensinus 578 916 219 316
30 – hinterer Zwischenkammerast der rechten Koronararterie 589 718 549 641
31 – rechte Herzkammer 598 371 988 011
32 – mediale Herzvene 589 641 298 791
33 – Äste zur Kammerscheidewand 691 314 219 718

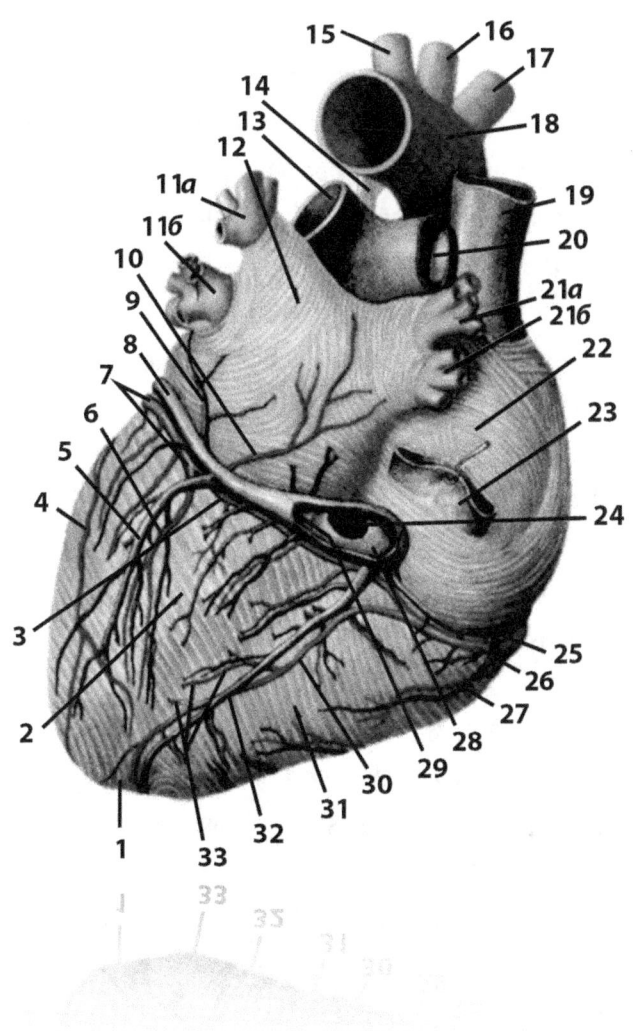

Abb. 99 Reizleitungssystem des Herzens 989 808 884 318:

1 – Muskelbälkchen 194 217 289 678

2 – rechte Herzkammer 598 371 988 011

3 – rechter Schenkel des Vorhof-Kammer-Knotens
(AV-Knotens) 319 728 549 641

4 – sub-endokardiale Äste der rechten Herzkammer 641 218 514 017

5 – Papillarmuskeln der rechten Herzkammer 491 318 597 317

6 – Sehnenfäden der Trikuspidalklappe 641 318 219 748

7 – rechte Vorhof-Kammer-Klappe (Trikuspidalklappe) 389 412 819 322

8 – His-Bündel 198 316 398 714

9 – Mündung zum Koronarsinus 548 641 219 712

10 – Klappe des Koronarsinus 584 316 219 479

11 – untere Hohlvene 549 671 919 871

12 – Vorhof-Kammer-Knoten 169 381 219 714

13 – kammförmige Muskeln 391 689 598 714

14 – ovales Loch 394 169 519 718

15 – rechter Vorhof 491 016 519 497

16 – Zwischenhofseptum 894 158 019 617

17 – Sinusknoten 368 491 298 749

18 – obere Hohlvene 398 712 988 012

19 – obere rechte Lungenvene 691 894 319 712

20 – Mündungen der Lungenvenen 589 671 298 491

21 – linker Vorhof 518 712 314 887

22 – obere linke Lungenvene (Ausschnitt) 549 671 298 471

23 – untere linke Lungenvene 598 649 219 714

24 – Mündung der unteren linken Lungenvene 498 712 219 714

25 – Herzgefäße 549 648 519 716

26 – linke Vorhof-Kammer-Klappe Mitralklappe) 598 517 818 617

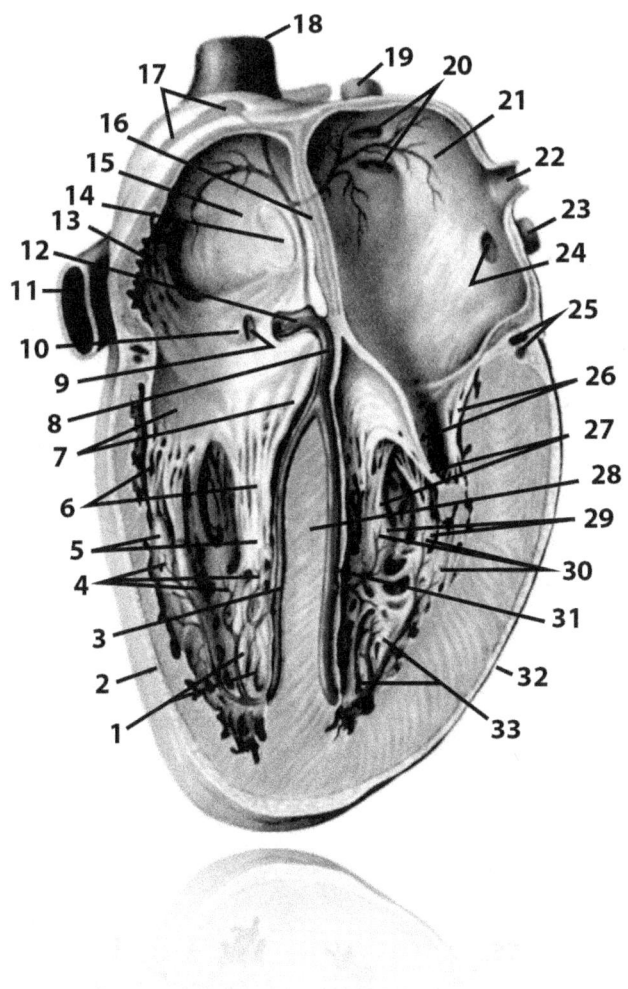

27 – Sehnenfäden der Mitralklappe 794 814 519 714
28 – Zwischenkammerseptum 548 581 218 491
29 – Papillarmuskeln der linken Herzkammer 467 219 519 712
30 – sub-endokardiale Äste der linken Herzkammer 497 518 584 718
31 – linker Schenkel des Vorhof-Kammer-Knotens (His Bündels) 649 191 218 549
32 – linke Herzkammer 589 348 914 918
33 – Muskelbälkchen der linken Herzkammer 468 791 298 745

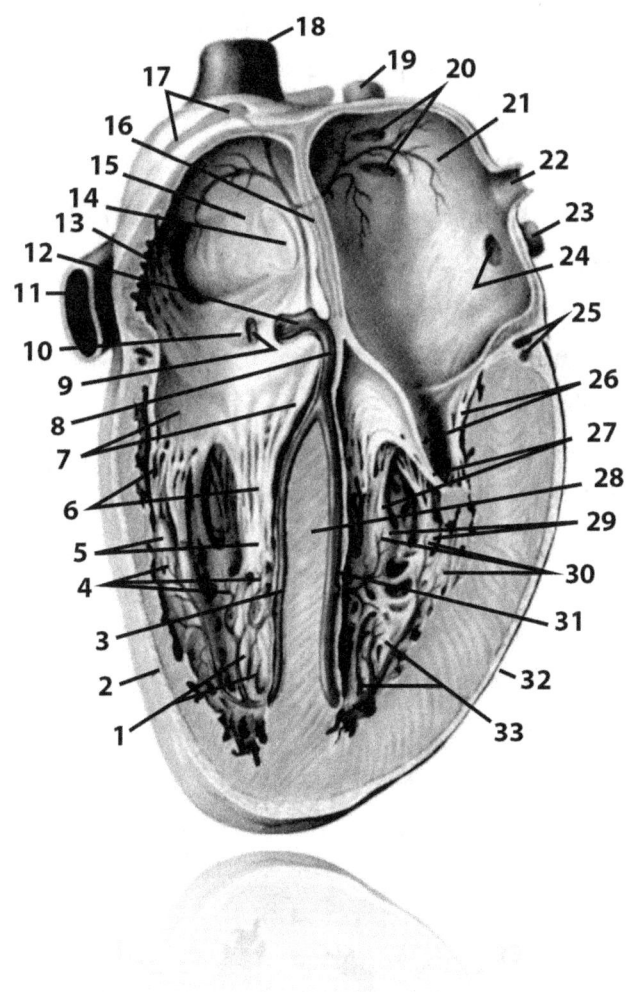

© Грабовой Г.П. 2002

253

Vene der unteren Extremitäten 589 712 319 614

Abb. 100 Venen der unteren Extremitäten 589 712 319 614:

1 – Venennetz des Fußrückens 197 298 108 641

2 – Venenbogen des Fußrückens 194 389 794 216

3 – Venennetz des Unterschenkels 784 594 316 497

4 – vordere Schienbeinvenen 589 714 319 718

5 – Knievenen 817 316 368 491

6 – kleine oberflächliche Hautvene des Beins 169 381 379 149

7 – Venennetz des Oberschenkels 497 581 369 794

8 – tiefe Vene des Oberschenkels 184 517 396 847

9 – außenseitige, den Oberschenkelknochen umgreifende Venen 649 132 389 714

10 – oberflächliche, das Darmbein umbiegende Vene 317 849 178 471

11 – oberflächliche Bauchwandvene 491 694 218 713

12 – äußere Beckenvene 999 888 719 898

13 – tiefe, das Darmbein umbiegende Vene 721 394 549 718

14 – Darmbein-Lenden-Schlagader 548 791 018 216

15 – Lendenvene 589 712 919 261

16 – untere Hohlvene 549 671 919 871

17 – gemeinsame Beckenvene 548 713 918 781

18 – mittlere Kreuzbeinvene 598 717 318 917

19 – seitliche Kreuzbeinvenen 549 316 298 711

20 – innere Darmbeinvene 549 316 814 787

21 – Venengeflecht des Kreuzbeins 649 271 298 541

22 – untere Gesäßvenen 497 189 369 141

23 – innere Schamvene 641 894 594 818

24 – Obturatorvene 318 414 849 161

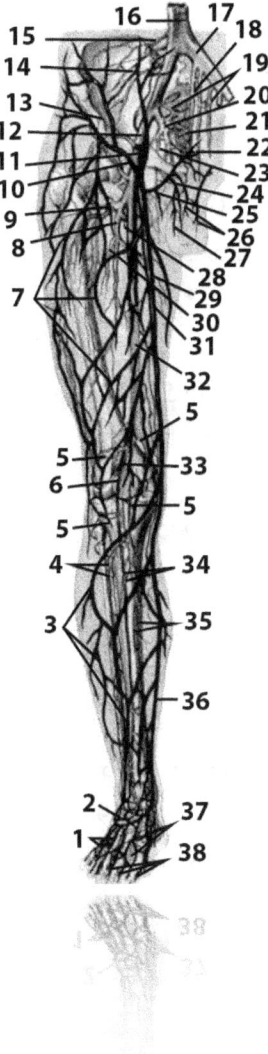

© Грабовой Г.П. 2002

255

25 – äußere Schamvene 648 143 019 549

26 – oberflächliche dorsale Penisvenen 314 647 217 498

27 – vordere Skrotalvenen 541 314 819 317

28 – mediale, den Oberschenkel umbiegende Venen 364 981 219 784

29 – vena saphera parva 369 489 598 716

30 – vena perforamtes 414 548 374 811

31 –vena saphena magma 496 794 894 175

32 – vena femoralis 316 584 912 848

33 – vena poplitea 149 721 801 497

34 – venae tibiales anteriors 518 364 194 816

35 – venae tibiales posteriors 479 514 194 817

36 – vena saphena magma 496 794 894 175

37 – venae metatarsales dorsales 648 564 817 219

38 – venae digitales dorsales 197 248 594 714

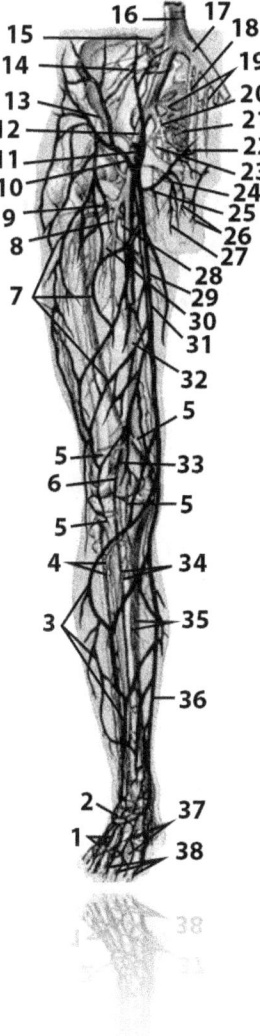

Arterien, Venen und Kapillaren 219 387 919 887

Abb. 101 Mikrozirkulationsfluß 549 318 497 561:

1 – Arterie 894 547 284 717
2 – Arteriole 694 574 895 601
3 – Präkapillar 608 491 298 491
4 – arteriovenöse Anastomose 549 316 897 314
5 – Präkapillarsphinkter 649 172 218 371
6 – Kapillaren 479 821 294 364
7 – Kapillarsphinkter 185 494 016 001
8 – Postkapillar 101 498 754 361
9 – Venole 669 517 918 394
10 – Vene 149 621 818 318

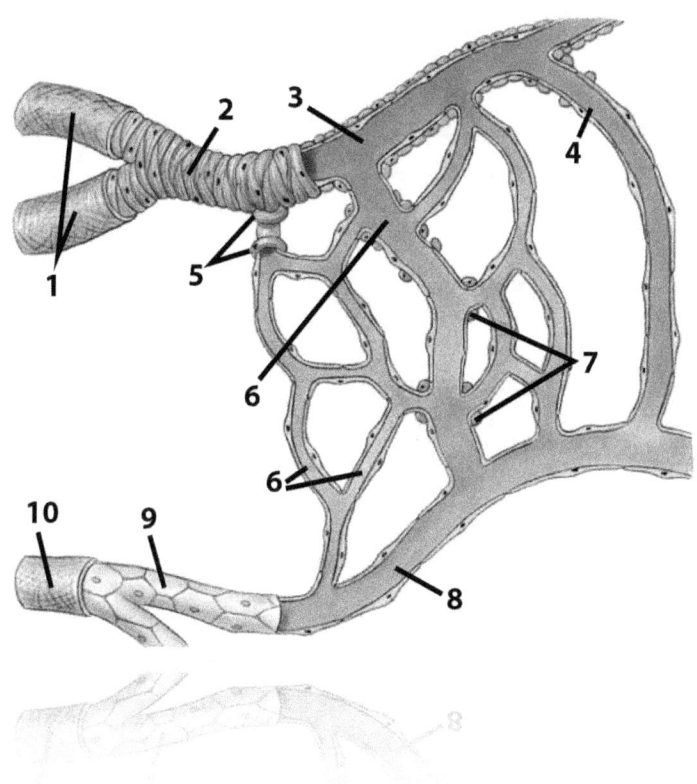

© Грабовой Г.П. 2002

© Грабовой Г.П. 2002

ZENTRALNERVENSYSTEM (FORTSETZUNG) 291 384 074 217

Gehirn 814 729 318 818

Abb. 102 Hypothalamus 918 671 818 971
Hypophyse 317 218 219 819:

1 – Augenbewegungsnerv 519 217 519 217

2 – mediale und laterale Kerne des Warzenkörpers 498 716 219 418

3 – Kerne im grauen Hügel 898 141 218 718

4 – Hypophyse 317 218 219 819

5 – Neurohypophyse 814 061 217 041

6 – Adenohypophyse (Vorderlappen) 518 041 219 498

7 – Trichterkern (Bogenförmiger Kern) 497 581 264 714

8 – Sehnerv 448 817 918 217

9 – über dem Chiasma liegender Kern 948 516 714 271

10 – unterer medialer Hypothalamuskern 178 491 219 617

11 – vor dem Chiasma liegender Kern 718 471 219 648

12 – vorderer hypothalamischer Areal 749 164 218 541

13 – hinterer medialer hypothalamischer Kern 549 716 218 541

14 – paraventrikuläre Kerne 598 612 317 491

15 – mittlerer hypothalamischer Areal 471 218 549 016

16 – hinterer hypothalamischer Kern 001 495 018 547

17 – Hypothalamusfurche 016 489 808 489

18 – hinterer hypothalamischer Areal 018 418 488 518

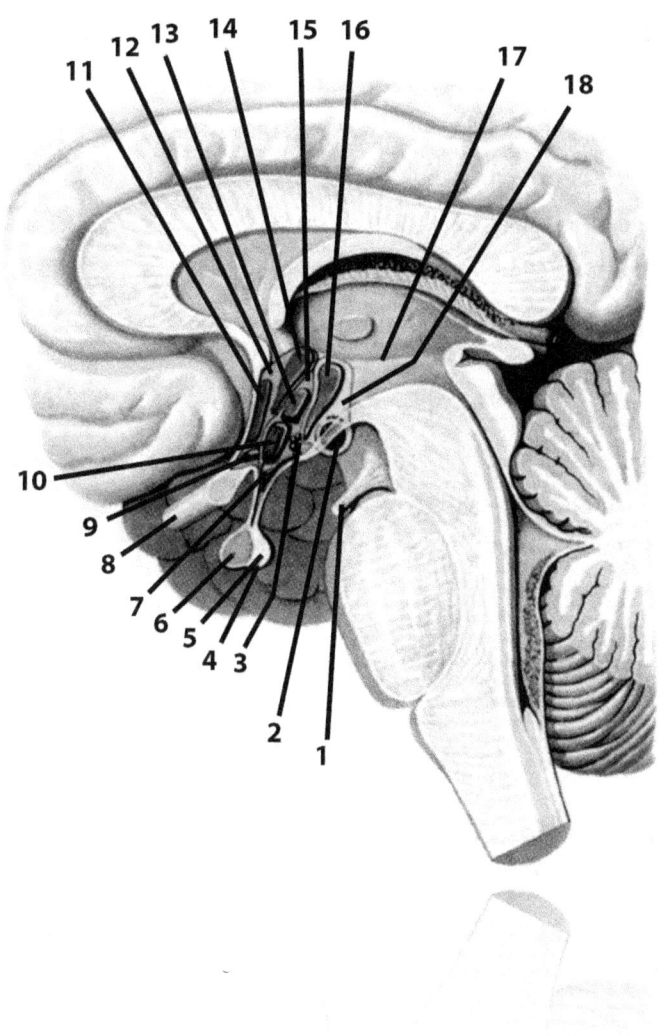

© Грабовой Г.П. 2002

INHALTSVERZEICHNIS

EINFÜHRUNG **4**
BLUTBILDUNG UND IMMUNSYSTEM 219 648 317 918 .... **11**
    Hauptorgane der Blutbildung und Immunabwehr 416 489 319 641 14
    Periphere Organe der Blutbildung und Immunabwehr 794 916 219 481 18
    Schleimhautassoziiertes lymphatisches
    Gewebe des Immunsystems 674 981 219 496 22
BLUTZELLEN 549681219717 .... **33**
    Leukozyten 694 218 574 271 40
    Agranulozyten 548 274 298 641 40
    Granulozyten 918 547 219 714 44
ZAHN-KIEFER-SYSTEM 216 548 219 716 .... **47**
    Knochen des Gesichtsschädels 219 715 819 815 47
    Zähne 698 314 819 516 66
    Organe der Mundhöhle 126
    Kau- und mimische Muskulatur 134
    Kiefergelenk 138
    Drüsen des Mundvorhofes und der Mundhöhle 498 617 219 491 142
WIRBELSÄULE **145**
GELENKVERBINDUNGEN, BÄNDER UND MUSKELN
DER WIRBELSÄULE **145**
    Wirbelsäule 214 217 000 819 145
    WIRBEL 498 641 319 048 148
    Bewegungssegment der Wirbelsäule 714 986 219 694 169
    Muskeln und Bänder der Wirbelsäule 549 641 894 217 173
    Bänder des Beckens und Hüftgelenks 498 641 798 478 184

MUSKELN UND FASZIEN DES RÜCKENS UND NACKENS 798 041 261 509 .... **189**

WEIBLICHER BECKENBODEN 494 714 516 841 .... **200**

    Weibliche äußere Geschlechtsorgane 519 319 818 678 203

    Weibliche innere Geschlechtsorgane 419 219 808 319 203

MILCHDRÜSE 648317219491 .... **209**

    Herz- und Kreislaufsystem (Fortsetzung) 214 700 819 891 214

    Herzarterien und -venen 514 814 219 417 242

    Vene der unteren Extremitäten 589 712 319 614 254

    Arterien, Venen und Kapillaren 219 387 919 887 258

ZENTRALNERVENSYSTEM (FORTSETZUNG) 291 384 074 217 .... **261**

    Gehirn 814 729 318 818 261

© Грабовой Г.П. 2002

NOTIZEN

www.ingramcontent.com/pod-product-compliance
Lightning Source LLC
Chambersburg PA
CBHW050136240426
43673CB00043B/1695